Yoga Para Todos

42 Posturas de Yoga Esenciales

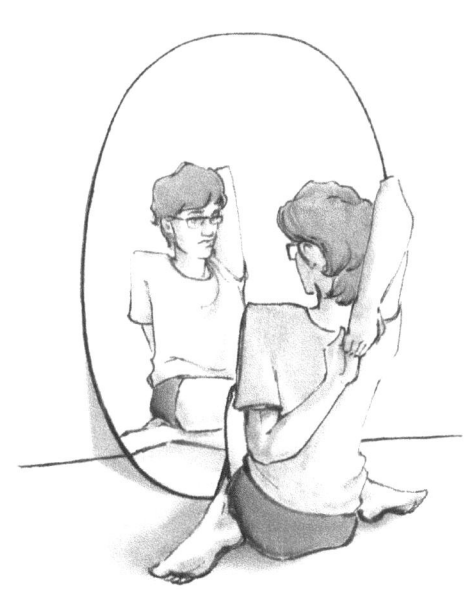

Primera edición: 2021
Publicado por Alimentanima Books, Canberra, Australia

Todas las imágenes son propiedad de la artista Lisa Canogar y no pueden ser copiadas ni almacenadas sin el permiso por escrito de la ilustradora.

Copyright © Alimentanima Books 2021

ISBN: 978-0-6450732-4-9

Editado por: Nitya Dambiec
Ilustrado por: Lisa Canogar

Todos los derechos reservados. Ninguna parte de esta publicación puede ser reproducida, transmitida o almacenada en un sistema de recuperación de ninguna forma ni por ningún medio sin el permiso por escrito del editor.

Yoga Para Todos

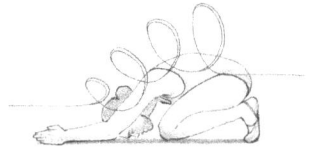

Ilustrado por: Lisa Canogar
Editado por: Nitya Dambiec

Contents

INTRODUCCIÓN

1. *Yogásana* (Postura del Yogi)
2. *Ardhakurmakásana* (Media Postura de la Tortuga)
3. *Bhújauṅgásana* (Postura de la Cobra)
4. *Padahastásana* (Postura de Brazos y Piernas)
5. *Karmásana* (Postura de la Acción)
6. *Sarváuṅgásana* (Postura de la Vela)
7. *Úrdhvapadmásana* (Postura del Loto Invertido)
8a. *Matsyamudrá* (Postura del Pez 1)
8b. *Matsyásana* (Postura del Pez 2)
9. *Naokásana* (Postura del Barco)
10. *Utkata Paschimottánásana* (Postura de Levantar la Espalda)
11. *Gomukhásana* (Postura de la Cabeza de Vaca)
12. *Bhastrikásana* (Postura del Fuelle)
13. *Mayúrásana* (Postura del Pavo Real)
14. *Matsyendrásana* (Postura del Yogi Matsyendra)
15. *Cakrásana* (Postura de la Rueda)
16. *Garudásana* (Postura del Águila)
17. *Tuládaṅdásana* (Posture de Equilibrio)
18. *Sahaja Utkatásana* (Postura Simple de la Silla)
19. *Jatila Utkatásana* (Postura Difícil de la Silla)
20. *Dvisamakoṅásana* (Postura de Ángulos Rectos)
21. *Parvatásana* (Postura de la Montaña)
22. *Shivásana* (Postura de Shiva)

23. *Ardhashivásana* (Media Postura de Shiva)
24. *Tejásana* (Postura Energizante)
25. *Jiṅánásana* (Postura del Conocimiento)
26. *Bhávásana* (Postura de Contemplación)
27. *Shasháuṅgásana* (Postura de la Liebre)
28. *Jánushiirásana* (Postura de la Cabeza a la Rodilla)
29. *Siddhásana* (Postura de la Iluminación)
30. *Padmásana* (Postura del Loto)
31. *Baddha Padmásana* (Postura del Loto Atado)
32. *Vajrásana* (Postura del Relámpago)
33. *Utkata Vajrásana* (Postura Difícil del Relámpago)
34. *Shalabhásana* (Postura de la Langosta)
35. *Uśtrásana* (Postura del Camello)
36. *Kukkutásana* (Postura del Gallo)
37. *Viirásana* (Postura del Héroe)
38. *Kúrmakásana* (Postura de la Tortuga)
39. *Granthimuktásana* (Postura para Abrir Nudos)
40. *Maṅdukásana* (Postura de la Rana)
41. *Utkata Kúrmakásana* (Postura Difícil de la Tortuga)
42. *Shavásana* (Postura de la Relajación)

KAOSHIKII
MODELO DE UNA RUTINA DE YOGA EFICAZ
LA DIETA SÁTTVICA

Introducción

Este libro, que contiene ilustraciones e instrucciones para cuarenta y dos posturas de yoga esenciales, o *asanas*, está diseñado para servir como una referencia para estudiantes, practicantes y profesores. Las posturas son parte del sistema de yoga *Ananda Marga*. Están diseñadas para estar incorporadas en una práctica de yoga regular, preferiblemente diaria. También se pueden incorporar a clases de yoga. Cada ilustración está acompañada de instrucciones que indican cómo realizar correctamente la postura, así como un resumen de sus beneficios. Las variaciones y ajustes no están incluidos, pero cualquier persona con un conocimiento básico de yoga debería poder imaginar fácilmente variaciones en las posturas originales, de acuerdo con su capacidad física o la de su estudiante. Uno debe empezar a hacer las posturas paso a paso, sin forzarse. Y hay que recordar que es más importante estar cómodo que realizarlas perfectamente la primera vez.

En general, se recomienda practicar asanas de yoga bajo la guía de un profesor capacitado. El sistema de asanas *Ananda Marga* es un sistema personalizado, en el que se selecciona una combinación específica de posturas para el practicante, según su condición física y emocional. Se obtiene el máximo beneficio mediante la repetición regular de algunas posturas especialmente seleccionadas, en lugar de mezclar y cambiar entre muchas posturas diferentes. Los beneficios incluidos en este libro son los más generales, para problemas físicos y emocionales comunes. No están incluidos los beneficios y combinaciones terapéuticas más especializada o complejas, ya que para prescribirlos se requiere el conocimiento y la experiencia de un profesor. Sin embargo, la información proporcionada debería ser suficiente para permitir que cualquiera pueda comenzar una práctica de yoga básica, incluso cuando no se disponga de instrucción personalizada.

Además de ser una referencia e introducción útil a las posturas de yoga, este libro también tiene otro propósito. Esperamos que exprese algo del espíritu del yoga, como parte del conocimiento colectivo de la humanidad, que debería estar disponible sin fines comerciales para el beneficio y el bienestar de todos. Muchas gracias a la artista Lisa Canogar, quien ha hecho de este libro una obra de arte única, que refleja el concepto de "unidad en la diversidad", que fue la visión de PR Sarkar, el espiritualista y humanista que fundó esta particular escuela de yoga, de la cual las posturas físicas son una parte pequeña pero importante. Esperamos que las imágenes reflejen esta idea: de un yoga que sea para personas de todos tipos: todas las edades, intereses, géneros y culturas, y que busque, además de la salud física y el equilibrio emocional, una comprensión más profunda de nuestra humanidad compartida.

Pautas para una práctica de yoga exitosa

Las posturas de yoga, además de mantener la flexibilidad de los músculos y las articulaciones, están diseñadas para ayudar en el buen funcionamiento de los sistemas linfático, nervioso y endocrino y, a su vez, a la salud de los órganos digestivos y reproductivos, tanto como de las emociones. Para recibir todos estos beneficios, es recomendable practicarlos de acuerdo a un sistema específico: repitiendo las posturas un determinado número de veces, manteniéndolas durante un período determinado de tiempo, y con la respiración correcta.

Al practicar asanas, muchos músculos de los que normalmente no somos conscientes se estiran y fortalecen. Se le da especial importancia a la columna vertebral y a las articulaciones. Los movimientos, que son a la vez suaves y firmes, nunca forzados, estimulan la circulación y el flujo de la linfa. El sistema linfático, a diferencia del sistema circulatorio, no tiene su propio sistema de bombeo, y depende de otros movimientos corporales para circular. Las asanas, mediante la repetición junto con la respiración profunda, están diseñadas especialmente para estimular el movimiento de la linfa en todo el cuerpo. El sistema linfático tiene un papel importante en el mantenimiento de la salud general del organismo, especialmente del sistema inmune, y en la prevención de la infección y la enfermedad. Después de terminar una rutina de yoga, se recomienda hacer un simple automasaje, que nuevamente estimula el sistema linfático, además de tener un efecto calmante sobre los nervios.

Los movimientos repetidos de las posturas, junto con la correcta inhalación, exhalación y retención de la respiración tienen un efecto calmante y fortalecedor sobre los nervios. Se considera que la presión ejercida en ciertos puntos del cuerpo ayuda al buen funcionamiento del sistema endocrino o glandular y las secreciones hormonales. Esto a su vez afecta las emociones, la concentración, etc., y todas las demás funciones corporales como la digestión, la circulación, y los sistemas urinario y reproductivo. El yoga es un sistema holístico que no habla de una u otra función aislada, sino de las interacciones entre diferentes sistemas: el sistema nervioso afecta a las glándulas, que afectan a los órganos, que afectan al sistema linfático, que a su vez afecta a las glándulas, las emociones, etc. La idea es mantener un funcionamiento equilibrado del cuerpo como un todo y como resultado, apoyar el funcionamiento adecuado de la mente.

Para recibir todos los beneficios de una rutina de asanas, además de seguir las instrucciones de repetición y respiración, hay algunos otros consejos que ayudan. No se recomienda practicar asanas durante al menos dos horas después de comer. El mejor momento para practicar es por la mañana antes de desayunar, o por la noche antes de cenar. Antes de practicar, uno debe estar tranquilo y enfocado. Si te has duchado antes, entonces perfecto. Como otra opción, existe un sistema yóguico llamado "medio baño", que está diseñado para refrescar y relajar el cuerpo y los nervios, y que se puede hacer antes de comenzar una rutina de yoga. Solo toma un minuto realizarlo, y también se puede hacer antes de comer, dormir, meditar, o en cualquier otro momento cuando te sientas cansado o ansioso. Primero, vierte agua fría o tibia desde las rodillas hasta los pies, y luego desde los codos hasta las manos. Entonces, inhala y coloca un poco de agua en tu boca. Sin exhalar, salpica agua en los ojos abiertos al menos doce veces. Escupe el agua de la boca y luego lávate la cara y el cuello. Con esto, estás listo para comenzar tu rutina de yoga.

Lo mejor es practicar asanas dentro de la casa, lejos del viento, el sol o cambios bruscos de temperatura. Si bien las asanas de yoga son muy útiles en el tratamiento de problemas menstruales y otros problemas del aparato reproductor femenino, no es recomendable realizarlas durante el período menstrual, debido a la repetición de movimientos y presión ejercida sobre las glándulas y ciertos puntos fijos del cuerpo. Durante este tiempo se pueden practicar otros estiramientos ligeros, sin tanta repetición ni un sistema específico de respiración, pero es mejor no hacer las posturas de yoga en su forma normal. A lo largo del libro se señalan las posturas que ayudan a aliviar los dolores menstruales y otras irregularidades, y que se practican el resto del mes, antes y después de la menstruación, siendo muy beneficiosas. Las posturas de este libro no son adecuadas para el embarazo o las semanas inmediatamente posteriores al parto. Durante estos tiempos se pueden practicar otros estiramientos más ligeros. Para los niños, las asanas se pueden hacer como ejercicios de estiramiento, pero no es necesario controlar la respiración, ni sostener y repetir los movimientos.

Para aquellos que son nuevos en el yoga y no saben por dónde empezar, hemos recomendado tres posturas básicas para mujeres, y cuatro para hombres. Están seleccionadas para mantener la flexibilidad del cuerpo, una buena salud general y la salud del sistema reproductivo. Estas posturas son rápidas de hacer y pueden incorporarse fácilmente en la rutina diaria. Se pueden utilizar como una base, a la que luego se pueden agregar otras posturas. En general, es suficiente realizar de cuatro a seis posturas diferentes en una sola sesión. Las tres posturas básicas recomendadas para las mujeres son los números 1, 2 y 3; para hombres, números 6, 8b, 9 y 10.

Al completar tu rutina de yoga, es muy recomendable terminar con un simple auto masaje y de dos a diez minutos de relajación. Esto ayuda al cuerpo a asimilar todos los beneficios de las asanas. El automasaje se hace colocando primero las manos sobre los ojos por unos segundos con el fin de relajar los ojos, y luego pasándolas ligeramente por la cara, cuello y todo el cuerpo, prestando especial atención a las articulaciones. Puedes dar un masaje extra a los pies. Se trata de un masaje de la piel, no de los músculos, por lo que no hay necesidad de utilizar presión. Después de esto, acuéstate boca arriba en la postura de relajación (número 42), respirando profundamente.

Al final del libro hemos incluido instrucciones para una danza yóguica, llamada *Kaoshikii*. Esta danza se puede practicar en cualquier momento, o incorporarse a una rutina de asanas como quieras. Está diseñada para estirar todo el cuerpo, estimular el sistema linfático y equilibrar los nervios y las glándulas. Es muy beneficiosa tanto para hombres como para mujeres, pero tiene beneficios especiales para el cuerpo femenino. Se puede practicar incluso durante el embarazo si se desea, cuando se ajusta a la condición física de la madre. El baile se puede repetir tantas veces y tan lenta o rápidamente como se desee. El nombre *"Kaoshikii"* significa "una danza para abrir las capas de la mente". Además de ser beneficiosa para la salud física, está diseñada para estimular los nervios y las glándulas de una manera que, con la práctica regular y continua, también tiene efectos psicológicos positivos, ayudando a desarrollar la fuerza mental y a superar la ansiedad, la melancolía, el miedo, etc.

Al final del libro encontrarás un índice con alguna información básica sobre la dieta yóguica, y los tipos de alimentos que ayudan a preparar el cuerpo y la mente para recibir el máximo beneficio de tu práctica de yoga, así como algunos otros consejos adicionales. ¡Buena suerte y disfruta de tu aventura yóguica!

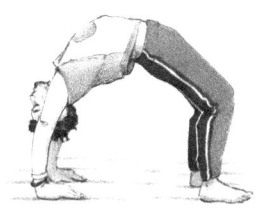

1. *Yogásana*
(Postura del Yogi)

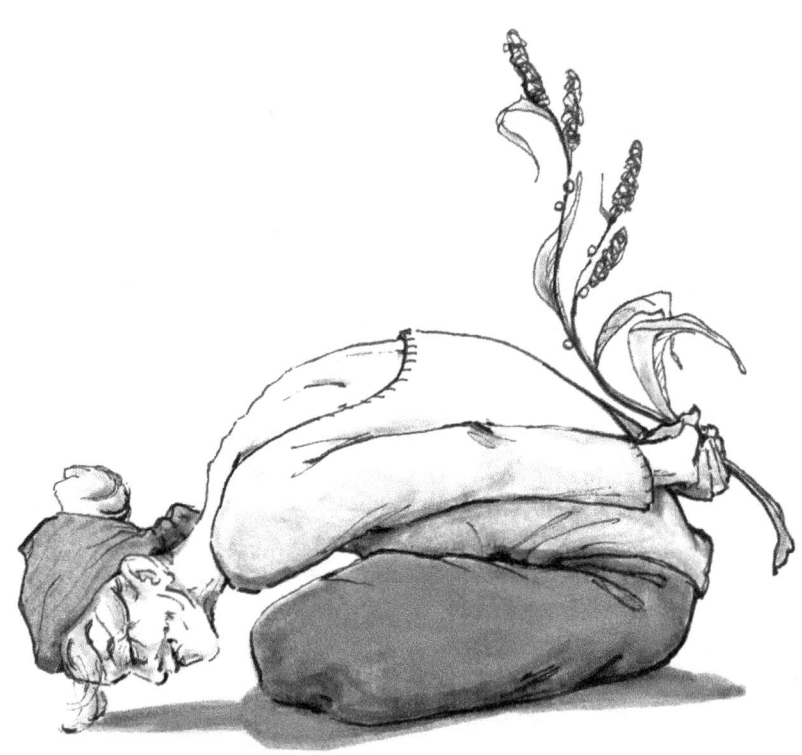

Instrucciones

1. Siéntate con las piernas cruzadas. Sujeta la muñeca izquierda con la mano derecha por detrás de la espalda.
2. Exhala e inclínate hacia adelante hasta que tu frente y tu nariz toquen el suelo.
3. Mantén esta postura durante ocho segundos, sin respirar (respiración exhalada).
4. Inhalando, levántate lentamente de nuevo. Repite ocho veces.

- Esta es una de las tres posturas básicas recomendadas para que las mujeres mantengan una buena salud general y un buen funcionamiento de su sistema reproductivo. Ayuda quienes padecen dolores menstruales, menstruación irregular, etc. Aunque está especialmente recomendada para las mujeres, la postura también es beneficiosa para los hombres.
- Ayuda mantener la buena digestión y la flexibilidad de la columna.

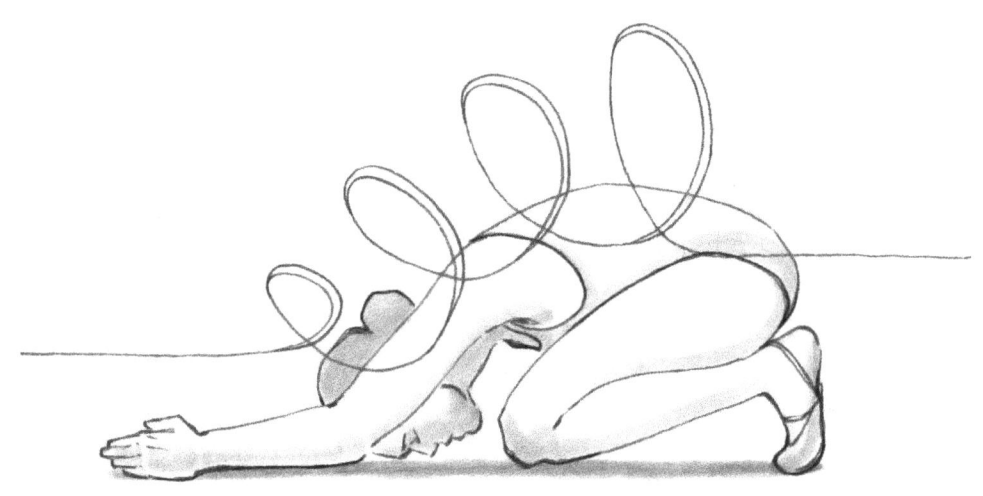

2. *Ardhakurmakásana*
(Media Postura de la Tortuga)

Instrucciones

1. Arrodíllate con los dedos de los pies hacia adelante (hacia adentro), apoyando los metatarsos en el suelo y las nalgas sobre los talones.
2. Extiende los brazos hacia arriba, juntando las palmas por encima de la cabeza. Mantén los brazos rectos y siempre cerca de las orejas.
3. Inclínate hacia adelante, exhalando, hasta que tu nariz y tu frente toquen el suelo, manteniendo las nalgas siempre tocando los talones. Los brazos deben estar extendidos hacia adelante y las palmas deben permanecer juntas.
4. Mantén la postura durante ocho segundos sin respirar (respiración exhalada).
5. Levántate, inhalando. Repite ocho veces.

- Esta es una de las tres posturas básicas recomendadas para que las mujeres mantengan una buena salud general y un buen funcionamiento de su sistema reproductivo. Ayuda quienes padecen dolores menstruales, menstruación irregular, etc. Aunque está especialmente recomendada para las mujeres, la postura también es beneficiosa para los hombres.
- Ayuda a tratar la pérdida de apetito, y a tonificar los músculos del estómago y de la región abdominal.
- Ayuda mantener la buena digestión y la flexibilidad de la columna.

3. *Bhújauŋgásana* (Postura de la Cobra)

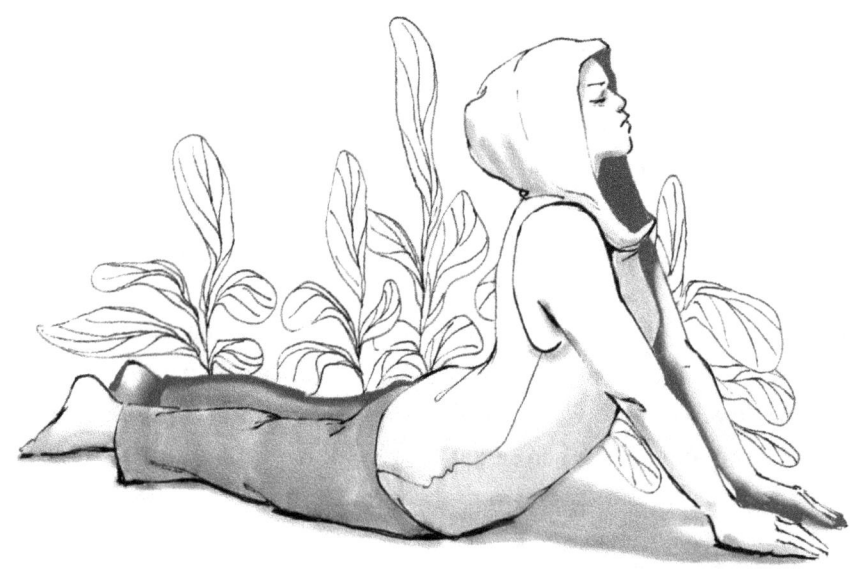

Instrucciones

1. Acuéstate en el suelo, boca abajo, con las manos al lado de los hombros.
2. Apoyando tu peso en las palmas, inhala y levanta el pecho, dirigiendo la cabeza hacia atrás, mirando hacia el techo. El ombligo debe permanecer cerca o tocando el piso. Mantén la postura durante ocho segundos sin respirar (respiración inhalada).
3. Exhalando, baja el pecho, relaja el cuerpo y vuelve a la posición original. Repite ocho veces.

- Esta es una de las tres posturas básicas recomendadas para que las mujeres mantengan una buena salud general y un buen funcionamiento de su sistema reproductivo. Ayuda quienes padecen dolores menstruales, menstruación irregular, etc. Aunque está especialmente recomendada para las mujeres, la postura también es beneficiosa para los hombres.
- Ayuda a mantener la flexibilidad de la columna y a fortalecer la región abdominal.
- Útil para tratar problemas digestivos y mantener su buen funcionamiento.

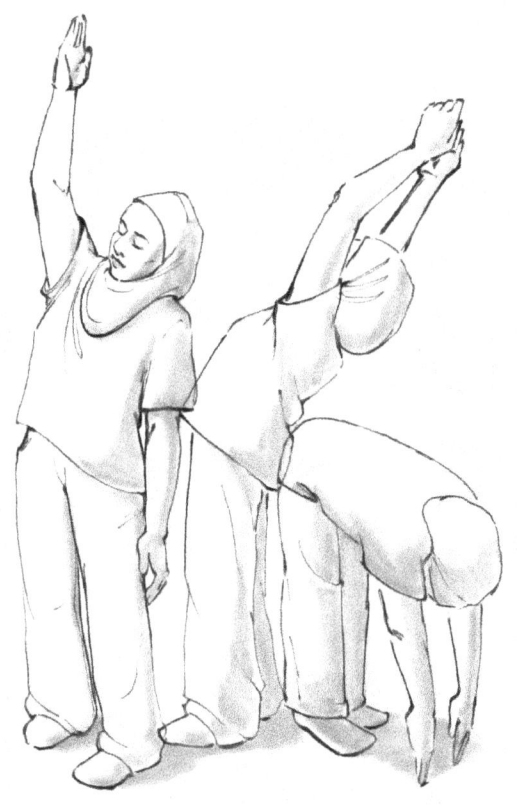

4. *Padahastásana*
(Postura de Brazos y Piernas)

Instrucciones

1. Párate con los pies a la misma distancia que el ancho de tus hombros. Levanta los brazos, con las palmas abiertas. Inclínate lo más que puedas hacia la derecha, exhalando, mientras bajas el brazo derecho y alargas el brazo izquierdo, que sigue elevado, hacia el lado derecho por sobre la cabeza. Mantén la posición sin respirar (respiración exhalada) durante ocho segundos.
2. Vuelve a levantar los brazos hacia el centro, inhalando. Inclínate hacia la izquierda, exhalando, mientras bajas el brazo izquierdo y el brazo derecho se alarga a la izquierda por sobre la cabeza. Mantén la posición durante ocho segundos.
3. Levanta los brazos hacia el centro, inhalando. Exhalando, inclínate hacia adelante y sujeta los dedos de tus pies con las manos, sin doblar las rodillas. Mantén esta posición durante ocho segundos, sin respirar (respiración exhalada).
4. Inspira, levanta el tronco y los brazos hacia el arriba, y luego estírate hacia atrás tanto como sea posible. Mantén esta posición durante ocho segundos, sin respirar (respiración inhalada).
5. Exhala, inclinándote hacia adelante hasta tocar los dedos gordos del pie. Inspira de nuevo y levanta el tronco y los brazos hacia el arriba.
6. Repite este proceso ocho veces.

- Esta postura puede ser practicada fácilmente por quienes tienen dificultades para realizar otras posturas o que tienen movilidad reducida.
- Ayuda a mantener la salud y la flexibilidad en general.
- Útil para tratar problemas menstruales.
- Beneficiosa para quienes tienen una salud débil o se están recuperando de una enfermedad.

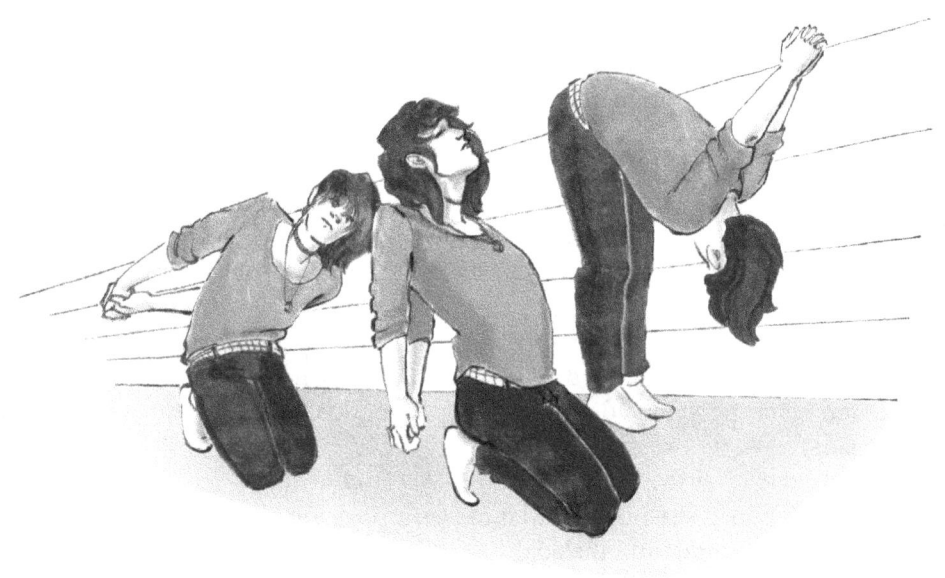

5. *Karmásana* (Postura de la Acción)

Esta postura se compone de dos partes. Completa la primera parte una vez, seguida de la segunda parte. Repite este proceso cuatro veces.

Instrucciones

PARTE 1

7. Párate con los pies a la misma distancia que el ancho de tus hombros. Entrelaza los dedos detrás de la espalda.
8. Inclínate hacia la izquierda (los brazos se moverán hacia la derecha), exhalando. Mantén esta posición durante ocho segundos sin respirar (respiración exhalada).
9. Inhala y vuelva al centro. Entonces, inclínate hacia la derecha, exhala y mantén la posición durante ocho segundos.
10. Inhala y vuelva al centro. Luego, inclínate hacia adelante, exhala y levanta los brazos hacia arriba. Mantén esta posición durante ocho segundos sin respirar.
11. Finalmente, inhala, levanta el tronco y estírate hacia atrás. Mantén esta posición durante ocho segundos.

PARTE 2

1. Repite el mismo proceso como en la primera parte, pero con las rodillas en el suelo en lugar de estar de pie. Las nalgas van apoyadas sobre los talones y los dedos de los pies dirigidos hacia adelante, apoyando los metatarsos.
2. Al inclinarse hacia delante, la nariz y la frente deben tocar el suelo. Al inclinarse hacia atrás, las manos deben tocar el suelo, ayudando a soportar el peso del cuerpo.

- Ayuda a mantener una buena salud general y la flexibilidad de todo el cuerpo.
- Esta postura lo hace a uno activo y enérgico. Es útil para las personas que sufren de debilidad física o fatiga.
- Útil para las que sufren de calambres menstruales.

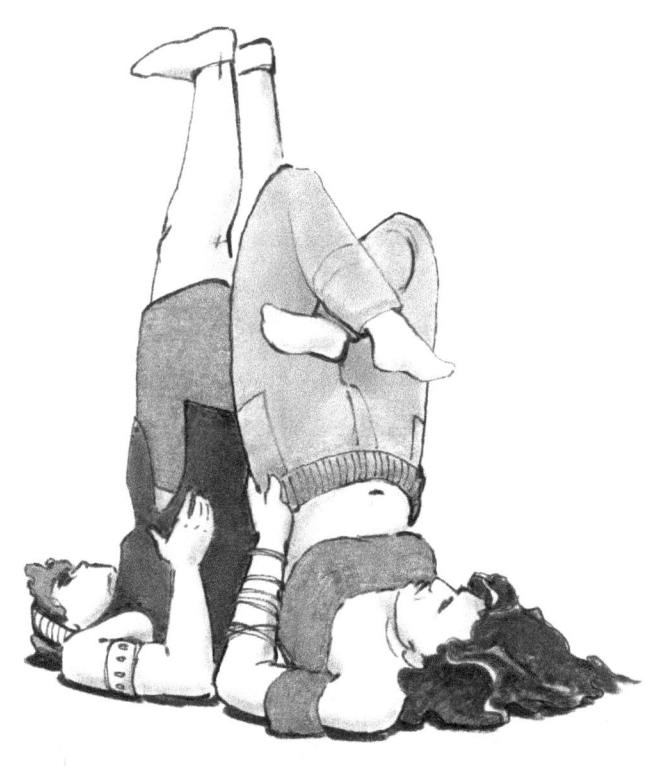

6. *Sarváuṇgásana* (Postura de la Vela)
7. *Úrdhvapadmásana* (Postura del Loto Invertido)

Instrucciones

1. Acuéstate boca arriba. Levanta gradualmente las piernas y la espalda hasta que el peso del cuerpo descanse sobre los hombros. Busca formar una línea recta. El mentón debe estar en contacto con el pecho. Sujeta ambos lados de la espalda con las manos. Los pies deben mantenerse juntos y los ojos deben mirar hacia los dedos de los pies.
2. Para hacer *úrdhvapadmásana*, coloca los pies como en *Padmásana* (Postura del Loto). Acuéstate sobre la espalda y luego proceder como en *Sarváuṇgásana*.
3. Practica tres veces, durante un máximo de 5 minutos cada vez, respirando normalmente.
4. Se recomienda alternar esta postura con *Matsyamudrá* (Postura del Pez), que debe practicarse durante la mitad de la duración de *Sarváuṇgásana*. Por ejemplo, haz Sarváuṇgásana durante 3 minutos, seguido de *Matsyamudrá* durante 1 minuto y medio.

- Esta es una de las cuatro posturas básicas recomendadas para los hombres, para mantener la salud física, el equilibrio mental y el buen funcionamiento del sistema reproductivo masculino. No obstante, también es muy beneficiosa para las mujeres.
- Recomendado para personas con problemas de tiroides, paratiroides, y de metabolismo.
- Ayuda a desarrollar una buena concentración.

- *A partir de los 60 años quienes tengan de hipertensión arterial no deben practicar esta postura.*

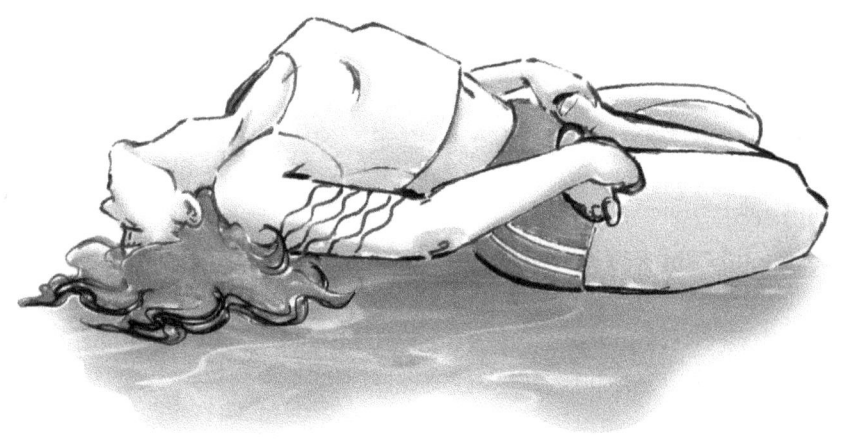

8a. Matsyamudrá **(Postura del Pez 1)**

Instrucciones

1. Coloca el pie derecho sobre el muslo izquierdo y luego el pie izquierdo sobre el muslo derecho, como en *Padmásana* (Postura del Loto). Apoya la coronilla de tu cabeza sobre el suelo, levantando el pecho, con la columna vertebral curvada ligeramente hacia atrás. Sujeta los dedos gordos de los pies con las manos.
2. Practica tres veces, respirando normalmente. Se recomienda alternar esta postura con *Sarváuṇgásana,* en cuyo caso debe hacerse durante la mitad del tiempo de *Sarváuṇgásana*. Por ejemplo, haz *Sarváuṇgásana* durante 3 minutos, seguido de *Matsyamudrá* durante 1 minuto y medio. El tiempo máximo no debe ser superior a 2 minutos y medio (precedida por *Sarváuṇgásana* durante 5 minutos).

- Esta es una de las cuatro posturas básicas recomendadas para los hombres, para mantener la salud física, el equilibrio mental y el buen funcionamiento del sistema reproductivo masculino. No obstante, también es muy beneficiosa para las mujeres.
- Ayuda en desarrollar la memoria y el coraje.
- Recomendada para personas con problemas de tiroides y paratiroides, y de metabolismo.

8b. Matsyásana
(Postura del Pez 2)

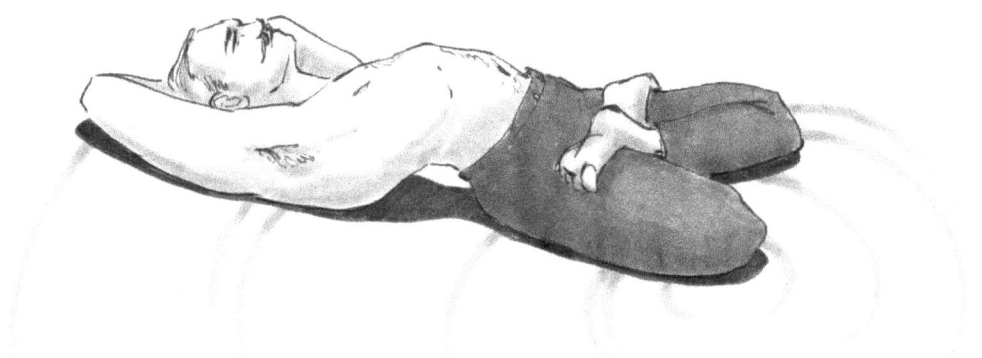

Instrucciones

1. Coloca el pie derecho sobre el muslo izquierdo y luego el pie izquierdo sobre el muslo derecho, como en *Padmásana* (Postura del Loto). Acuéstate en la columna, manteniendo las piernas cruzadas.
2. Coloca el brazo derecho detrás de la cabeza de tal manera que la mano derecha toque el hombro izquierdo. Haz lo mismo con el brazo izquierdo, con la mano izquierda tocando el hombro derecho. Apoya la cabeza sobre los brazos.
3. Practica tres veces, durante treinta segundos cada vez, respirando normalmente.

- Útil para desarrollar la memoria, la energía física y el coraje.
- Recomendada para personas con problemas de tiroides, paratiroides y de metabolismo
- Elimina tensión en la cintura y los hombros.

9. *Naokásana* (Postura del Barco)

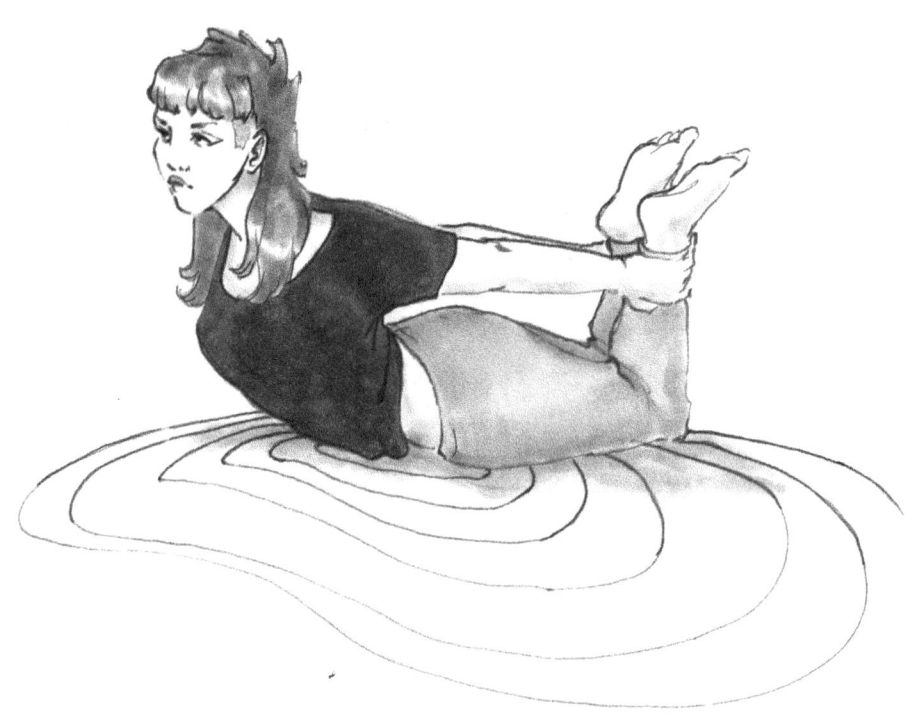

Instrucciones

1. Acuéstate boca abajo. Dobla las rodillas y sujeta tus tobillos con las manos.
2. Inhala y levanta el pecho y las piernas, apoyando el cuerpo en el ombligo. Extiende el cuello y el pecho hacia atrás para que los ojos miren al frente.
3. Mantén esta posición durante ocho segundos, sin respirar (respiración inhalada).
4. Exhala y relaja el cuerpo, bajando hasta el suelo. Repite ocho veces.

- Esta es una de las cuatro posturas básicas recomendadas para los hombres, para mantener la salud física, el equilibrio mental y el buen funcionamiento del sistema reproductivo masculino. No obstante, también es muy beneficiosa para las mujeres.
- Útil para personas con debilidad en la región de la garganta, el abdomen y los muslos.
- Especialmente recomendada para personas con problemas digestivos, estreñimiento, etc.
- Ayuda a mantener la flexibilidad general de todo el cuerpo, y especialmente de la columna.

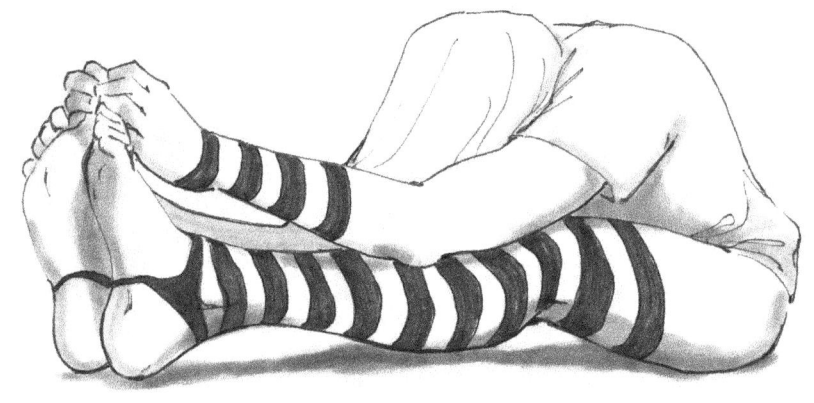

10. Utkata Paschimottánásana
(Postura de Levantar la Espalda)

Instrucciones

1. Acuéstate boca arriba y extiende los brazos hacia atrás, manteniéndolos cerca de las orejas. Inhala y luego levanta el cuerpo mientras exhalas, inclinándote hacia adelante hasta que la cara toque las rodillas, con los brazos extendidos hacia los pies. Asegúrate de que las piernas permanezcan rectas. Sujeta ambos dedos gordos del pie con las manos. Mantén esta posición durante ocho segundos sin respirar (respiración exhalada).
2. Inhala y vuelve a la posición original. Repite ocho veces.

- Esta es una de las cuatro posturas básicas recomendadas para los hombres, para mantener la salud física, el equilibrio mental y el buen funcionamiento del sistema reproductivo masculino. No obstante, también es muy beneficiosa para las mujeres).
- Útil para quienes sufren pérdida de apetito.
- Ayuda aliviar la rigidez de la columna.
- Tonifica los músculos del estómago.

- *No recomendada para personas con problemas de hígado, bazo o apéndice, o que padecen hernias.*

11. Gomukhásana
(Postura de la Cabeza de Vaca)

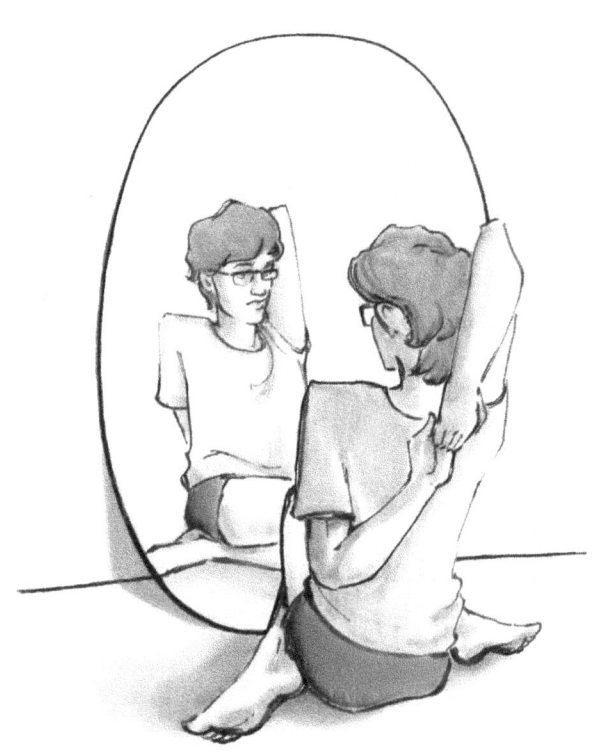

Instrucciones

1. Siéntate en el suelo con las piernas extendidas hacia delante. Coloca la pierna derecha debajo del muslo izquierdo, flectada, de modo que el pie derecho esté debajo de la nalga izquierda. Luego flecta la pierna izquierda sobre el muslo derecho y coloca el pie izquierdo bajo de la nalga derecha.
2. Flecta el brazo izquierdo, llevando la mano izquierda por tu costado hacia atrás, sobre tu columna. Luego, eleva el brazo derecho y lleva la mano derecha hacia atrás, sobre tu espalda, flectando el codo sobre tu hombro derecho, y entrelaza los dedos de las manos en forma de cadena. Respira normalmente y mantén esta posición durante treinta segundos.
3. Repite de la misma manera con los brazos y las piernas en posiciones opuestas. Completar esto en ambos lados constituye un ciclo. Practica cuatro de estos ciclos.

- Beneficioso para quienes padecen problemas renales, ciática y hemorroides.
- Útil para mantener la salud de los sistemas reproductivo y urinario masculino.
- Ayuda a recuperar la salud y la inmunidad después de sufrir una enfermedad prologada.

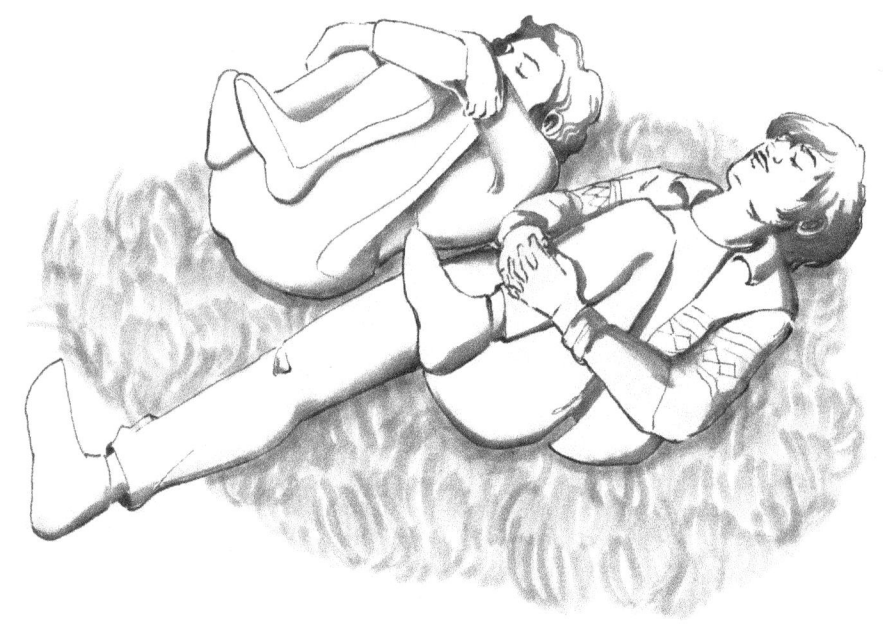

12. *Bhastrikásana* (Postura del Fuelle)

Instrucciones

1. Acuéstate boca arriba y, mientras exhalas, dobla la pierna izquierda y pon el muslo en contacto con el pecho. Sujeta la pierna firmemente con ambas manos.
2. Mantén esta posición durante ocho segundos, sin respirar (respiración exhalada). Inhalando, relaja y estira la pierna sobre el suelo.
3. Repite lo mismo con la pierna derecha y luego con ambas piernas juntas. Repite este ciclo ocho veces.

- Esta postura es especialmente eficaz para aliviar la hinchazón y los gases provocados por la indigestión.
- Tonifica los músculos del estómago.
- Recomendado para quienes sufren de hipertensión arterial.
- Ayuda a aliviar los dolores de cabeza causados por gases, indigestión o estreñimiento.

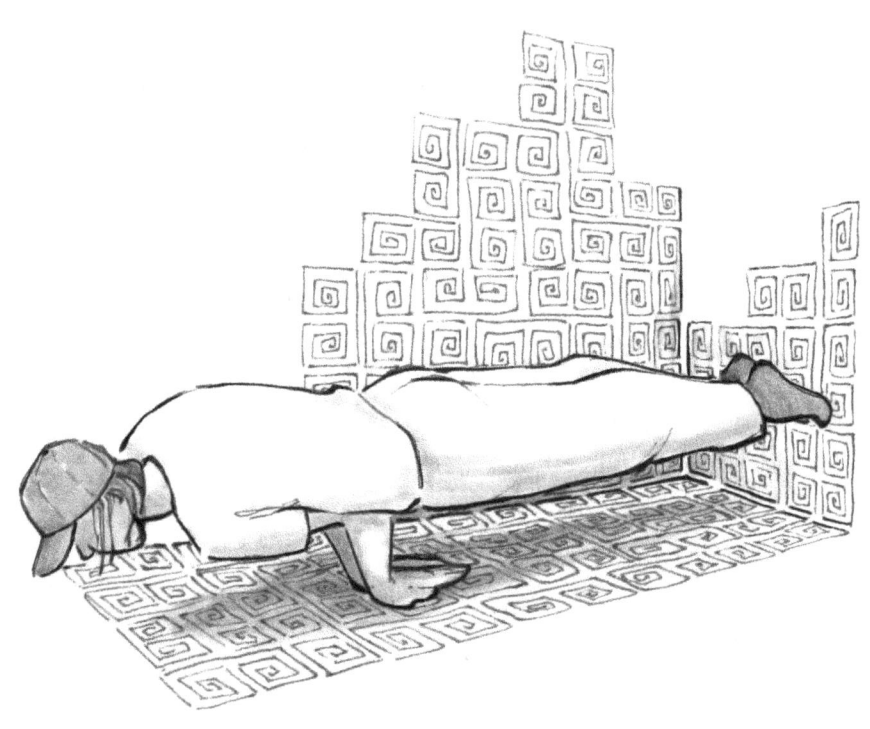

13. Mayúrásana
(Postura del Pavo Real)

Instrucciones

1. Siéntate en cuclillas. Junta las muñecas y luego coloca las palmas de las manos en el suelo, con los dedos apuntando hacia los pies. Flecta los codos, de modo que éstos toquen tu ombligo, mientras tus bazos quedan bajo tus costillas, y estira las piernas hacia atrás.
2. Sosteniendo el peso en los codos, levanta la cabeza y las piernas del suelo.
3. Mantén esta posición durante treinta segundos, respirando normalmente. Repite cuatro veces.

- Ayuda con todo tipo de problemas digestivos y aumenta la fuerza del sistema digestivo.
- Beneficioso para mantener una buena salud y fuerza física en general

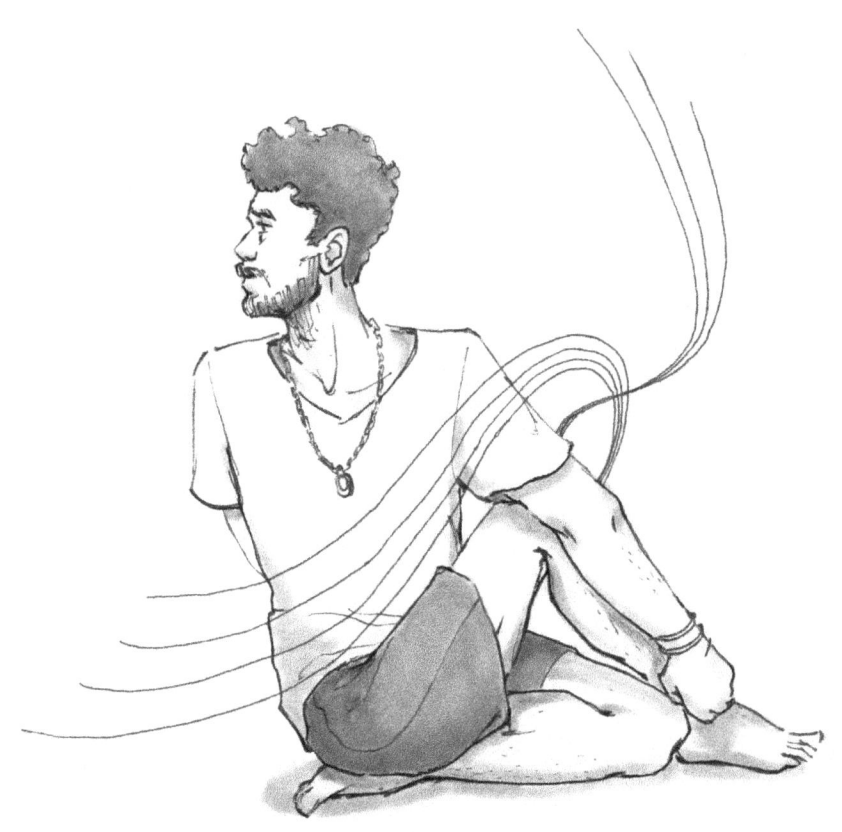

14. *Matsyendrásana*
(Postura del Yogi Matsyendra)

Instrucciones

1. Siéntate en el suelo con las piernas extendidas hacia delante. Flecta la pierna derecha, juntando el muslo y la pantorrilla, posicionando el pie derecho bajo las nalgas. Presiona el cóccix con el talón derecho. Luego, flecta la pierna izquierda, cruzando el pie izquierdo sobre el muslo derecho.
2. Agarra el dedo gordo del pie izquierdo con la mano derecha , manteniendo el brazo izquierdo a lo largo del lado izquierdo de la rodilla izquierda.
3. Estira la mano izquierda hacia atrás a lo largo de la columna, como si intentara tocar el ombligo con la mano por el lado contrario. Gira el cuello hacia la izquierda tanto como sea posible, manteniendo los ojos enfocados hacia la izquierda. Mantén esta posición durante treinta segundos, respirando normalmente.
4. Repite lo mismo con las posiciones de piernas y brazos invertidas. Practica cuatro veces por cada lado, alternando de un lado al otro.

- Ayuda a eliminar el cansancio y la falta de apetito.
- Postura beneficiosa para los pulmones.
- Útil para tratar problemas digestivos.
- Tonifica los músculos del estómago.
- Fortalece las rodillas y el cuello.
- Ayuda a fortalecer los nervios de los ojos.
- Esta postura es especialmente beneficiosa para los hombres y ayuda a mantener la salud y buen funcionamiento de los sistemas reproductivo y urinario masculinos. No se recomienda para mujeres excepto en circunstancias especiales.

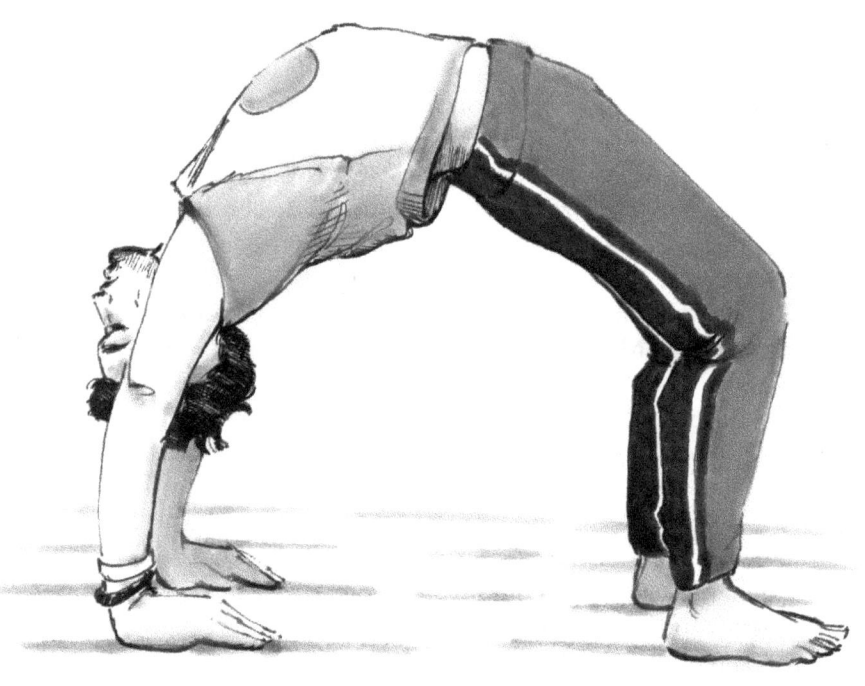

15. *Cakrásana* (Postura de la Rueda)

Instrucciones

1. Acuéstate boca arriba. Dobla las piernas para que las pantorrillas se pongan en contacto con los muslos. Coloca las palmas de las manos en el suelo cerca de los hombros. Sosteniendo el peso en los pies y las palmas, levanta la cabeza, la espalda y las piernas hasta que el cuerpo tome la forma de una rueda o semicírculo. Inhala al levantarte y exhala al bajar y relajarte. Respira normalmente al mantener la postura.
2. Mantén esta posición durante treinta segundos. Repite cuatro veces.

- Ayuda a todo tipo de problemas digestivos y especialmente para quienes sufren de estreñimiento.
- Útil para quienes sufren de dolor menstrual.
- Ayuda a mantener la flexibilidad de la columna y fortalecer el pecho, abdomen y muslos.

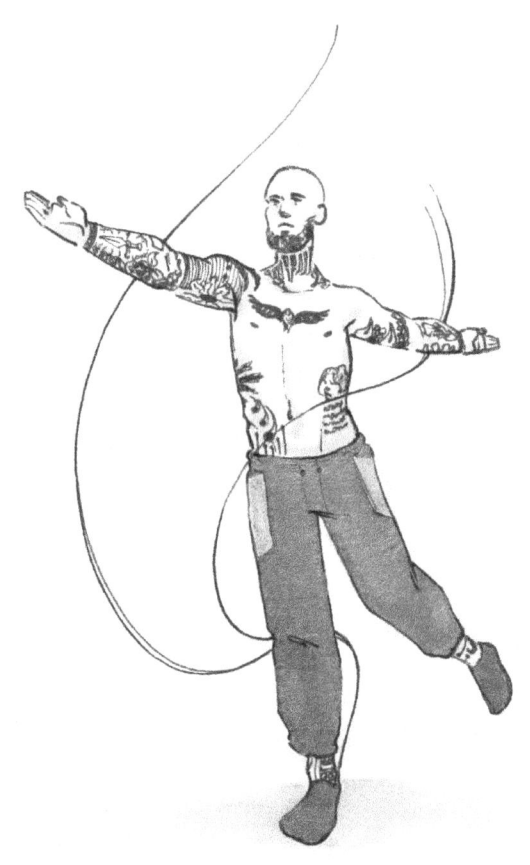

16. *Garudásana* (Postura del Águila)

Instrucciones

1. Ponte de pie. Estira la pierna derecha lo más atrás posible. Extiende el brazo izquierdo hacia adelante y el brazo derecho hacia atrás, manteniendo ambos brazos paralelos al suelo. El cuerpo debe permanecer completamente recto, pero la pierna derecha puede estar ligeramente flectada hacia arriba.
2. Mantén esta posición durante treinta segundos, respirando normalmente.
3. Repite con las piernas y los brazos en posición inversa. Este es un ciclo. Repite cuatro ciclos.

- Ayuda a reducir el exceso de peso.
- Ayuda desarrollar un buen equilibrio y la coordinación física.

17. Tuládańdásana
(Postura de Equilibrio)

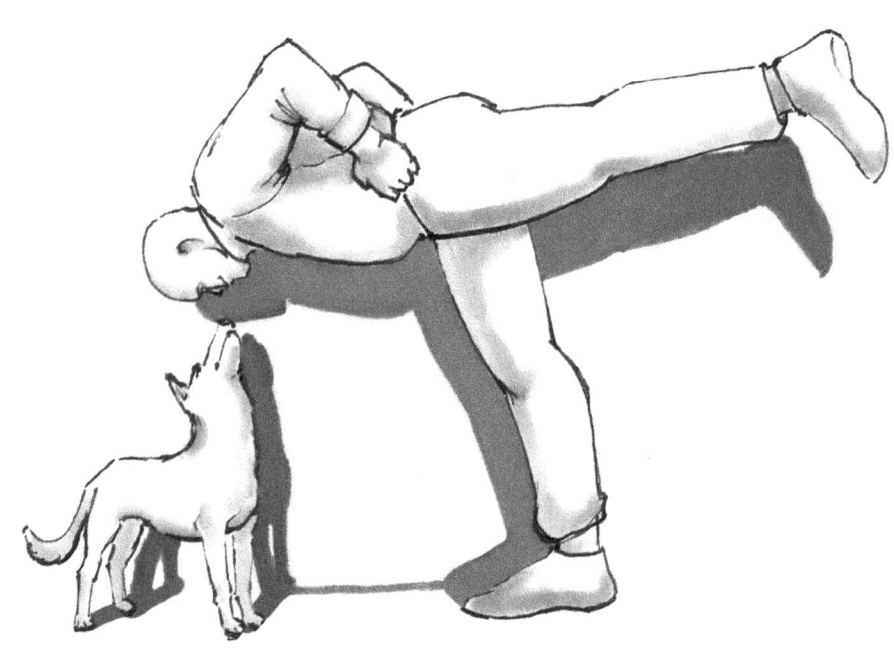

Instrucciones

1. De pie sobre el pie izquierdo, estire el pie derecho hacia atrás, levantándolo del suelo. Sujeta tu cintura con las manos y luego levanta la pierna derecha hasta que todo el cuerpo quede paralelo al suelo.
2. Mantén esta posición durante treinta segundos, respirando normalmente.
3. Repite con las piernas en posición inversa. Esto hace un ciclo. Repite cuatro ciclos.

- Fortalece los músculos de las piernas.
- Ayuda a desarrollar el equilibrio y la coordinación.

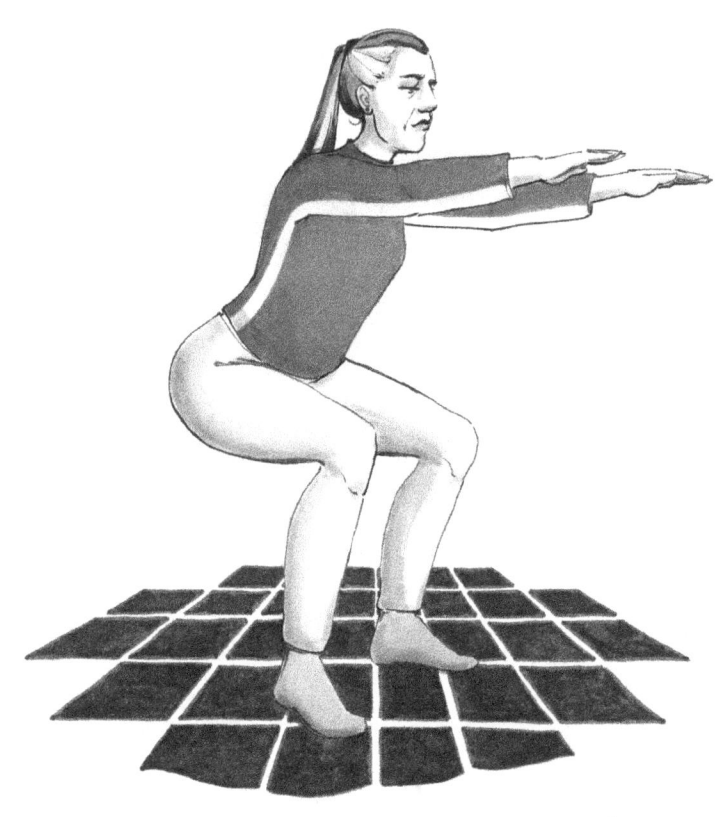

**18. *Sahaja Utkatásana*
(Postura Simple de la Silla)**

Instrucciones

1. Siéntate como si lo hicieras sobre una silla imaginaria. Extiende los brazos hacia el frente.
2. Mantén esta posición durante treinta segundos, respirando normalmente. Repite cuatro veces.

- Fortalece las piernas y las rodillas.
- Recomendado para quienes padecen una ciática leve o artritis en la parte inferior del cuerpo.

19. Jatila Utkatásana
(Postura de Difícil de la Silla)

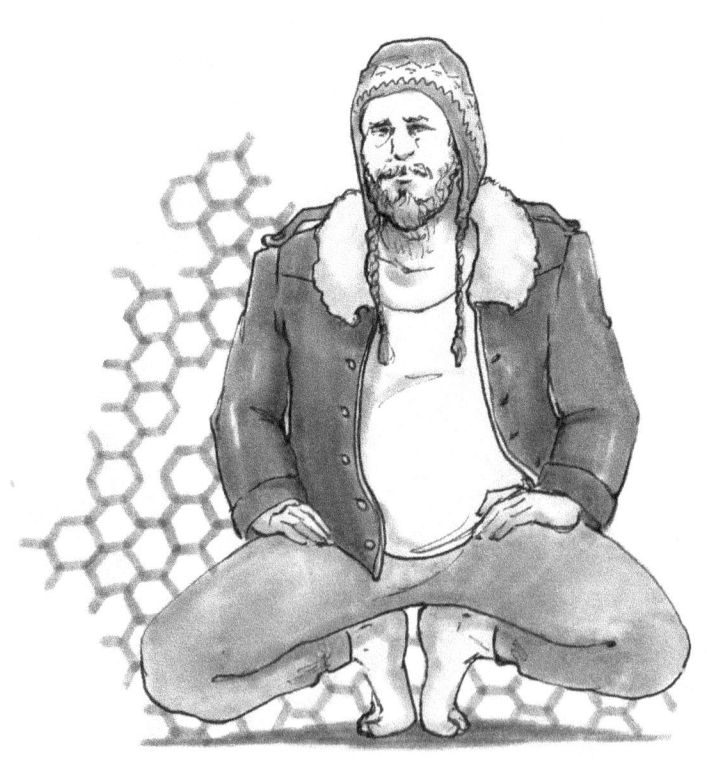

Instrucciones

1. Ponte en cuclillas, con las rodillas hacia afuera, sosteniendo el peso del cuerpo sobre los dedos de los pies.
2. Apoya las nalgas sobre los talones y sujeta tu cintura con las manos.
3. Mantén esta posición durante treinta segundos, respirando normalmente. Repite cuatro veces.

- Recomendable para deportistas y quienes tienen que caminar largas distancias.
- Ayuda a tratar la hinchazón de las piernas.

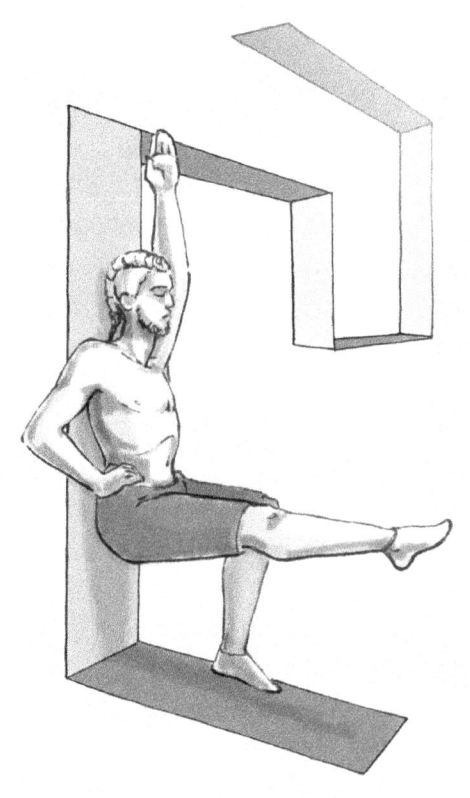

20. Dvisamakońásana
(Postura de Ángulos Rectos)

Instrucciones

1. Dobla las rodillas como si te sentaras sobre una silla imaginaria. Extiende la pierna derecha hacia adelante para que quede paralela al suelo.
2. Levanta el brazo izquierdo hacia arriba. Toma tu cintura con la mano derecha. Mantén esta posición durante ocho segundos, respirando normalmente.
3. Repite lo mismo con la pierna izquierda estirada hacia adelante. Esto es un ciclo. Repite cuatro veces, alternando de un lado al otro.

- Fortalece las piernas y las rodillas.
- Ayuda desarrollar el equilibrio y la coordinación física.

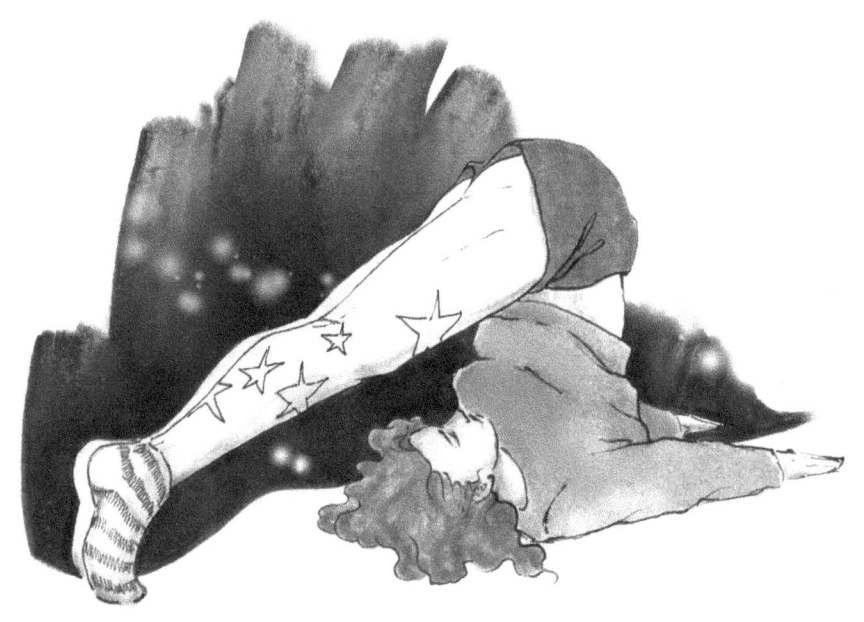

21. *Parvatásana* (Postura de la Montaña)

Instrucciones

1. Acuéstate boca arriba. Levanta gradualmente las piernas y la espalda hasta que el peso de tu cuerpo descanse sobre los hombros. Sostiene ambos lados de tu espalda con las manos.
2. Extiende gradualmente las piernas hacia atrás tanto como sea posible, hasta que los dedos de ambos pies toquen el suelo. Suelta las manos de la espalda y extiende los brazos en el suelo, con las palmas hacia abajo.
3. Mantén esta posición durante un máximo de cinco minutos, respirando normalmente.
4. Se recomienda alternar esta postura con *Matsyamudrá* (Postura del Pez), que debe practicarse durante la mitad de la duración de *Parvatásana*. Por ejemplo, realiza *Parvatásana* durante 3 minutos, seguida de *Matsyamudrá* durante 1 minuto y medio.

- Ayuda tratar problemas menstruales (calambres menstruales, menstruación irregular, etc.)
- Ayuda mejorar los problemas de la indigestión.
- Fortalece los hombros y el abdomen.

- *No recomendado para personas con problemas cardíacos.*

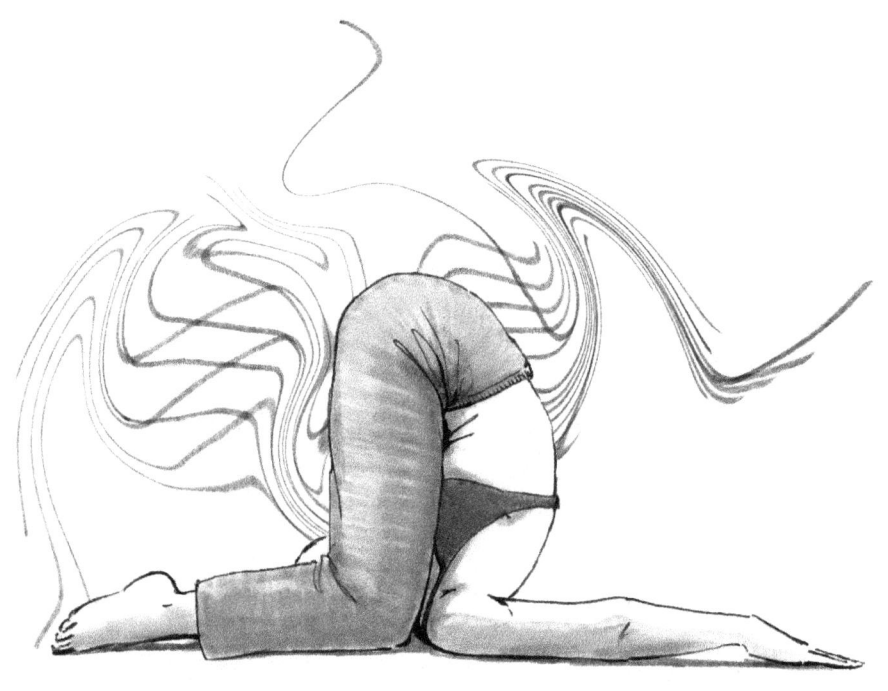

22. *Shivásana* (Postura de Shiva)

Instrucciones

1. Acuéstate boca arriba. Levanta gradualmente las piernas y la espalda hasta que el peso del cuerpo descanse sobre los hombros. Sostiene ambos lados de tu espalda con las manos.
2. Extiende gradualmente las piernas hacia atrás tanto como sea posible hasta que los dedos de ambos pies toquen el suelo. Luego baja las rodillas hasta que toquen el suelo, cerca de las orejas.
3. Suelta las manos de la espalda y extiende los brazos en el suelo. Entrelaza los dedos de ambas manos, manteniendo las manos en contacto con el suelo.
4. Mantén esta posición durante un máximo de cinco minutos, respirando normalmente.
5. Se recomienda alternar esta postura con *Matsyamudrá* (Postura del Pez), que debe practicarse durante la mitad de la duración de *Shivásana*. Por ejemplo, realiza *Shivásana* durante 3 minutos, seguido de *Matsyamudrá* durante 1 minuto y medio.

- Ayuda tratar problemas menstruales (calambres menstruales, menstruación irregular, etc.).
- Ayuda mejorar los problemas de la indigestión.
- Fortalece los hombros, abdomen, cuello y cintura.

23. *Ardhashivásana* (Media Postura de Shiva)

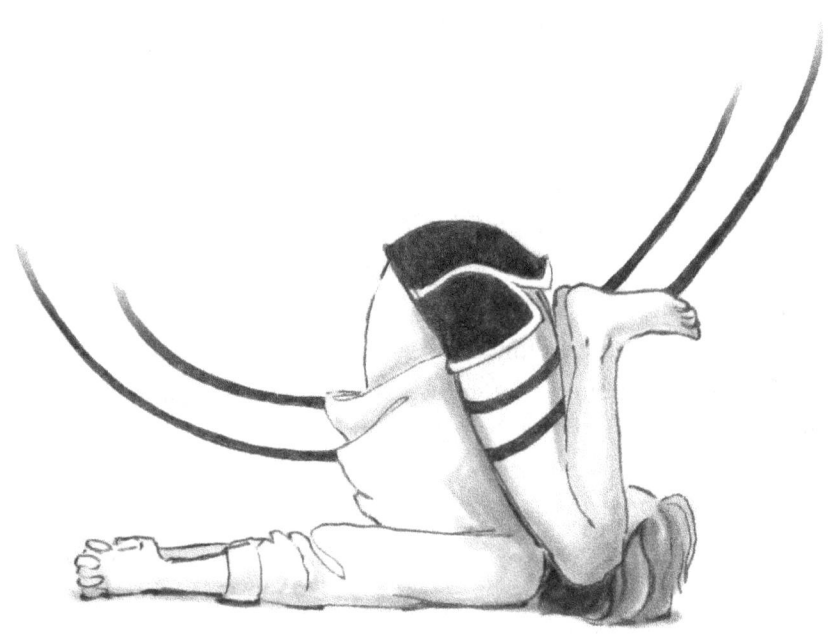

Instrucciones

1. Acuéstate boca arriba. Levanta gradualmente las piernas y la espalda hasta que el peso del cuerpo descanse sobre los hombros. Sujeta ambos lados de la espalda con las manos.
2. Extiende gradualmente las piernas hacia atrás tanto como sea posible hasta que los dedos de ambos pies toquen el suelo. Luego baja las rodillas hasta que toquen el suelo, cerca de las orejas.
3. Suelta las manos de la espalda y extiende los brazos hacia el suelo. Entrelaza los dedos firmemente, manteniendo las manos en contacto con el suelo.
4. Levanta los pies hacia arriba hasta que las rodillas estén totalmente dobladas y las pantorrillas en posición vertical.
5. Mantén esta posición durante treinta segundos, respirando normalmente. Repite cuatro veces.

- Ayuda tratar problemas menstruales (calambres menstruales, menstruación irregular, etc.)
- Ayuda mejorar los problemas de la indigestión.
- Fortalece los hombros, abdomen, cuello y cintura.
- Se dice que esta postura ayuda a desarrollar la humildad.

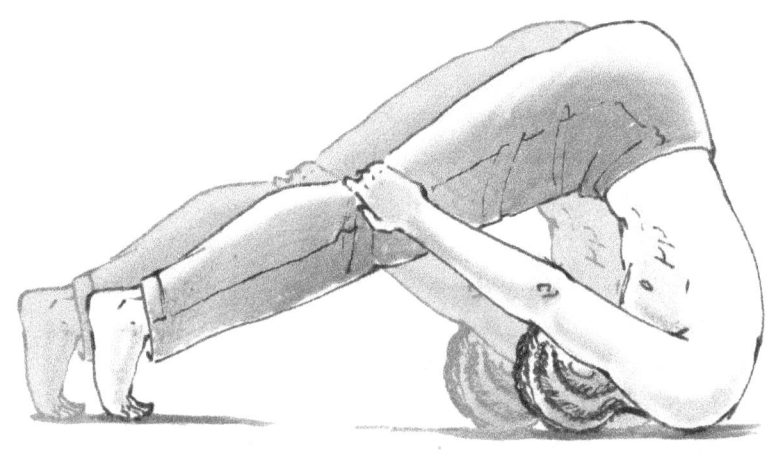

24. *Tejásana* (Postura Energizante)

Instrucciones

1. Acuéstate boca arriba. Levanta gradualmente las piernas y la espalda hasta que el peso del cuerpo descanse sobre los hombros. Apoya ambos lados de la espalda sobre las manos
2. Extiende gradualmente las piernas hacia atrás tanto como sea posible, hasta que los dedos de ambos pies toquen el suelo. Suelta las manos de la espalda y extiende los brazos para agarrar las piernas con las manos.
3. Mantén esta posición durante dos minutos, respirando normalmente. Repite tres veces.

- Esta postura ayuda a aumentar la energía física.
- Ayuda a obtener la máxima energía de los alimentos que uno come.

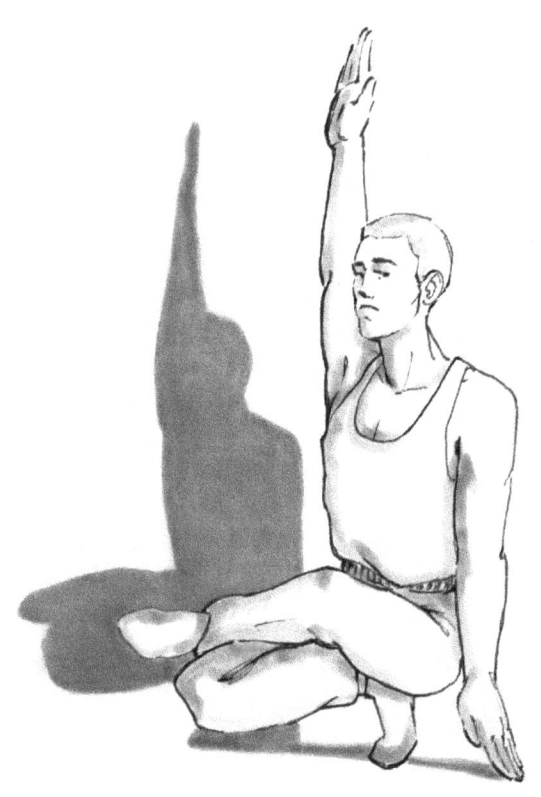

25. *Jiṇánásana* (Postura del Conocimiento)

Instrucciones

1. Siéntate en cuclillas, con los metatarsos apoyados sobre el suelo, y las nalgas apoyadas sobre los talones. Apoya tus manos en el suelo, un poco por detrás de los pies.
2. Estira un poco la pierna izquierda hacia delante y entonces coloca el tobillo derecho en la parte inferior del muslo izquierdo, justo por encima de la rodilla.
3. Levanta el brazo izquierdo a una posición vertical, tocando la oreja. Los ojos deben mirar hacia adelante. Mantén el equilibrio tocando el suelo con los dedos de la mano derecha. Mantén esta posición durante treinta segundos, respirando normalmente.
4. Repite este proceso con las piernas y los brazos en posiciones opuestas.
5. Repite cuatro veces en cada lado, alternando entre lados.

- Esta postura se recomienda para el desarrollo de la memoria y la inteligencia, y para quienes tienen dificultad para concentrarse y estudiar.
- Ayuda a desarrollar el equilibrio y la coordinación entre los lados izquierdo y derecho del cuerpo.

26. *Bhávásana*
(Postura de Contemplación)

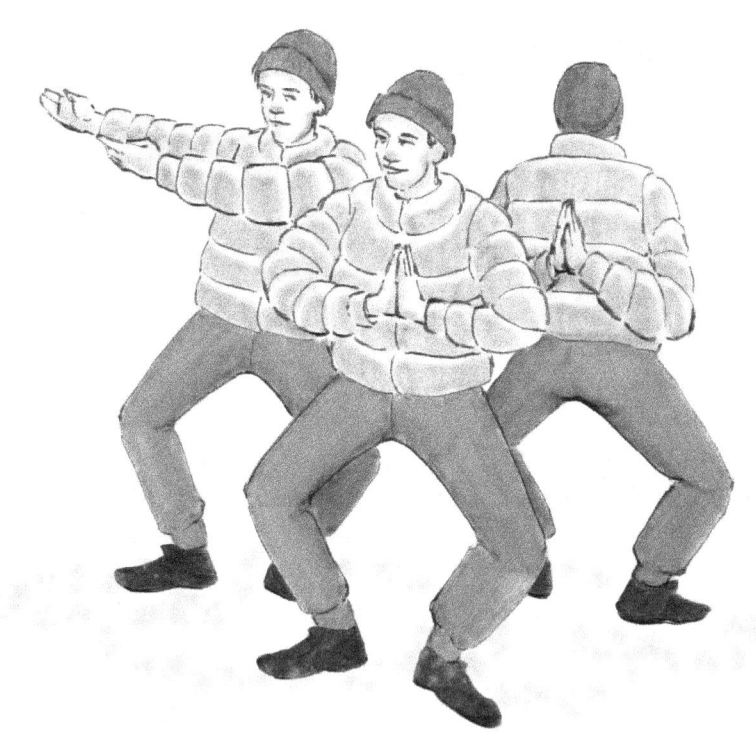

Instrucciones

1. Coloca los pies al ancho de tus hombros. Gira los pies para que los dedos de los pies queden apuntando hacia afuera.
2. Flecta las rodillas y luego junta las palmas frente al pecho. Lleva tu mirada y tu mente a tu entrecejo. Respirando normalmente, mantén esta posición durante ocho segundos.
3. Extiende los brazos hacia la derecha, estirando el brazo derecho, mientras el brazo izquierdo se extiende rozando el pecho con la mano hacia la derecha tanto como sea posible. Mantén esta posición durante ocho segundos, respirando normalmente.
4. Vuelve con las manos al centro. Luego, extiende los brazos hacia la izquierda de la misma forma. Mantén esta posición durante ocho segundos, respirando normalmente.
5. Vuelve con las manos al centro nuevamente. Luego, coloca los brazos detrás de la espalda, con las muñecas torcidas de modo que las palmas se mantengan juntas. Mantén esta posición durante ocho segundos, respirando normalmente.
6. Repite esta secuencia cuatro veces.

- Ayuda a desarrollar la buena concentración, la memoria y la curiosidad.

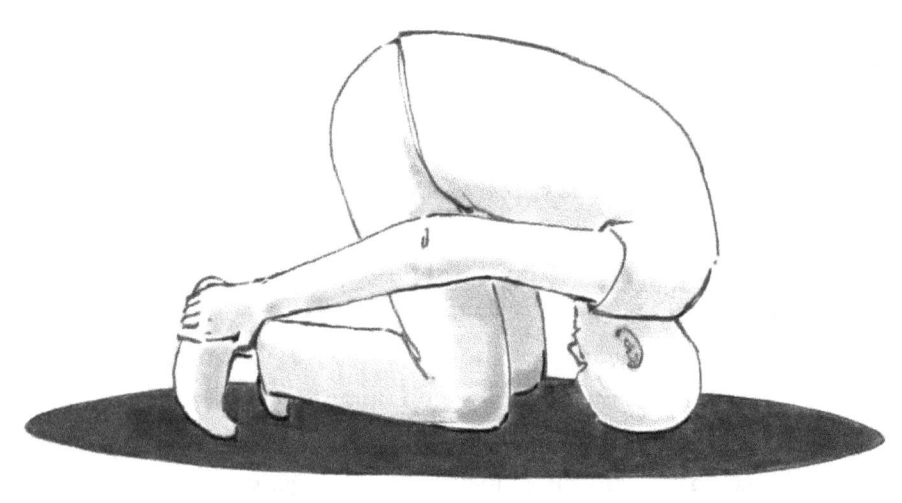

27. Shasháuṇgásana
(Postura de la Liebre)

Instrucciones

1. Arrodíllate en el suelo, apoyando los metatarsos de los pies, con los dedos de los pies hacia adelante y las nalgas apoyadas en los talones. Toma tus talones con las manos y alarga tu espalda.
2. Exhala e inclínate gradualmente hacia adelante, bajando primero la barbilla y luego flectando tu tronco vértebra por vértebra hasta que la parte superior de tu cabeza toque el suelo. La frente debe tocar las rodillas. Puedas levantar las nalgas levemente de los talones.
3. Mantén esta posición durante ocho segundos sin respirar (respiración exhalada). Repite ocho veces.

- Tonifica los músculos del estómago.
- Recomendado para personas con problemas de tiroides y paratiroides.
- Ayuda a desarrollar la memoria y la concentración.
- Calma a la mente.
- Recomendado para personas que sufren de insomnio, o que quieren meditar pero tienen mucha dificultad para concentrarse.

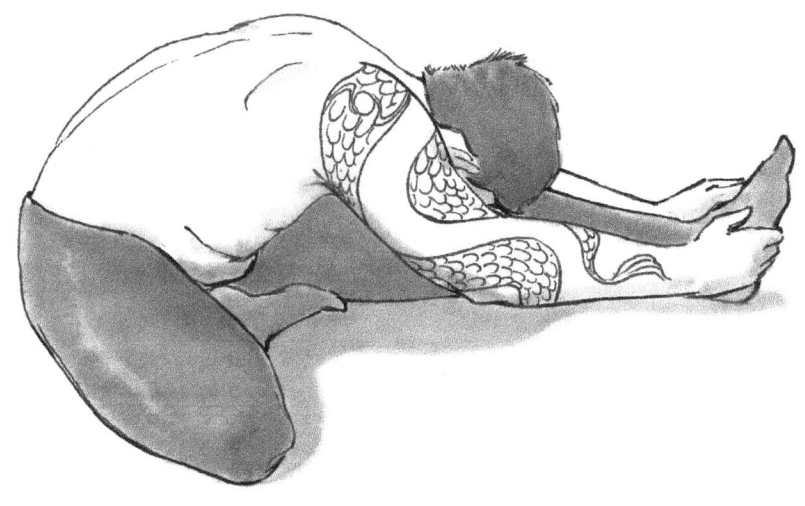

28. *Jánushiirásana*
(Postura de la Cabeza a la Rodilla)

Instrucciones

1. Siéntate en el suelo con las piernas juntas, extendidas hacia adelante. Flecta la rodilla derecha, abriendo la cadera y llevando la planta del pie derecho hacia la cara interna del muslo izquierdo. Presiona ligeramente el perineo con el talón derecho. Alarga tu columna.
2. Inhalando alarga tus brazos hacia arriba, y exhalando, inclínate hacia delante desde la cadera, buscando tocar la rodilla izquierda con la frente. Es importante que la respiración se exhale por completo al bajar.
3. Busca entrelazar los dedos alrededor del pie izquierdo. Las manos también pueden sujetar los dejos de los pies, los tobillos, las pantorrillas o las rodillas, o simplemente apoyarse en el suelo. Mantén esta posición durante ocho segundos sin respirar (respiración exhalada).
4. Suelta las manos e inhala. Levanta el cuerpo hasta quedar sentado, con la espalda recta.
5. Cambia las piernas a la posición opuesta y repite el mismo proceso. Esto es un ciclo. Repite cuatro ciclos.

- Ayuda a fortalecer la digestión y aliviar las hemorroides.
- Recomendada para personas con tendencia a la melancolía o ansiedad.
- Ayuda a mantener la flexibilidad de piernas y columna.

29. *Siddhásana*
(Postura de la Iluminación)

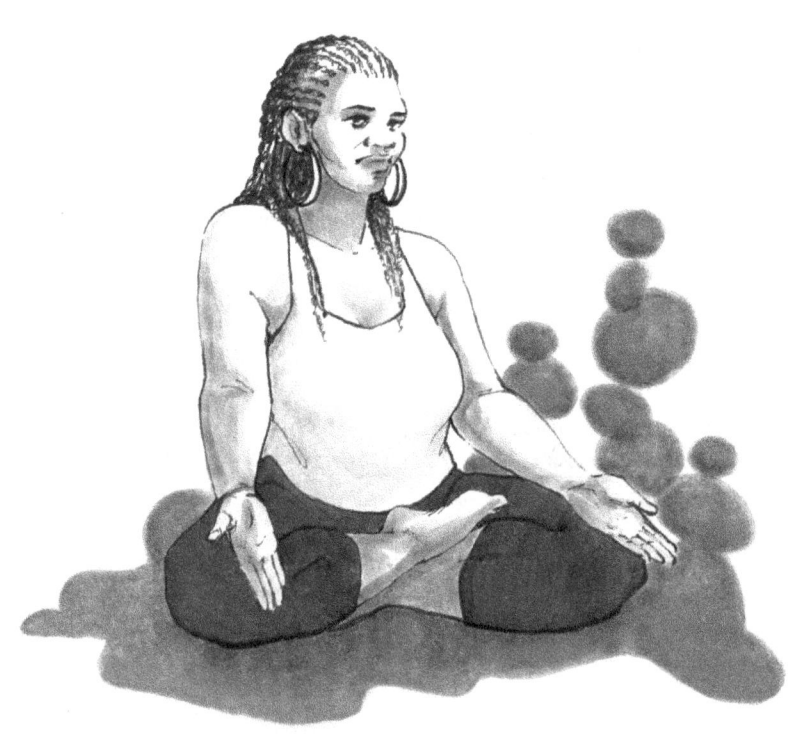

Instrucciones

1. Siéntate en el suelo con las piernas estiradas hacia adelante. Flectando la rodilla izquierda, toma el pie izquierdo y ubica el talón junto al perineo, presionándolo, mientras la planta del pie izquierdo se apoya contra el muslo derecho.
2. Luego flecta la pierna derecha y apoya el pie derecho sobre la pantorrilla y el tobillo izquierdo, de modo que el talón quede casi presionando el área debajo del ombligo.
3. Coloca las manos sobre las rodillas con las palmas hacia arriba. Puedes mantener esta postura cuanto tiempo quieras.

- Esta postura se recomienda para la práctica de la meditación. Mantiene la columna vertebral en una posición adecuada y ayuda a la concentración.
- Ayuda a desarrollar la paciencia y la calma mental.

30. *Padmásana* (Postura del Loto)

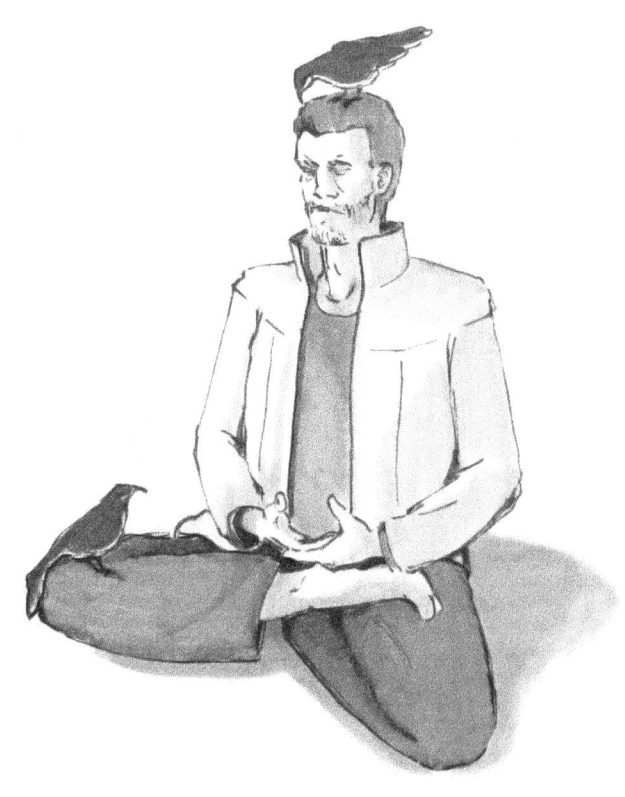

Instrucciones

1. Siéntate en el suelo con las piernas estiradas. Flectando la rodilla derecha, coloca el pie derecho sobre el muslo izquierdo, y luego flecta la rodilla izquierda, colocando el pie izquierdo sobre el muslo derecho.
2. Con la boca cerrada, dobla ligeramente la lengua y presiónala contra el paladar. Coloca las palmas juntas en tu regazo, una encima de la otra. Puedes mantener esta postura cuanto tiempo quieras.

- Esta postura se recomienda para la práctica de la meditación. Mantiene la columna vertebral en una posición adecuada y ayuda a concentrar la mente.

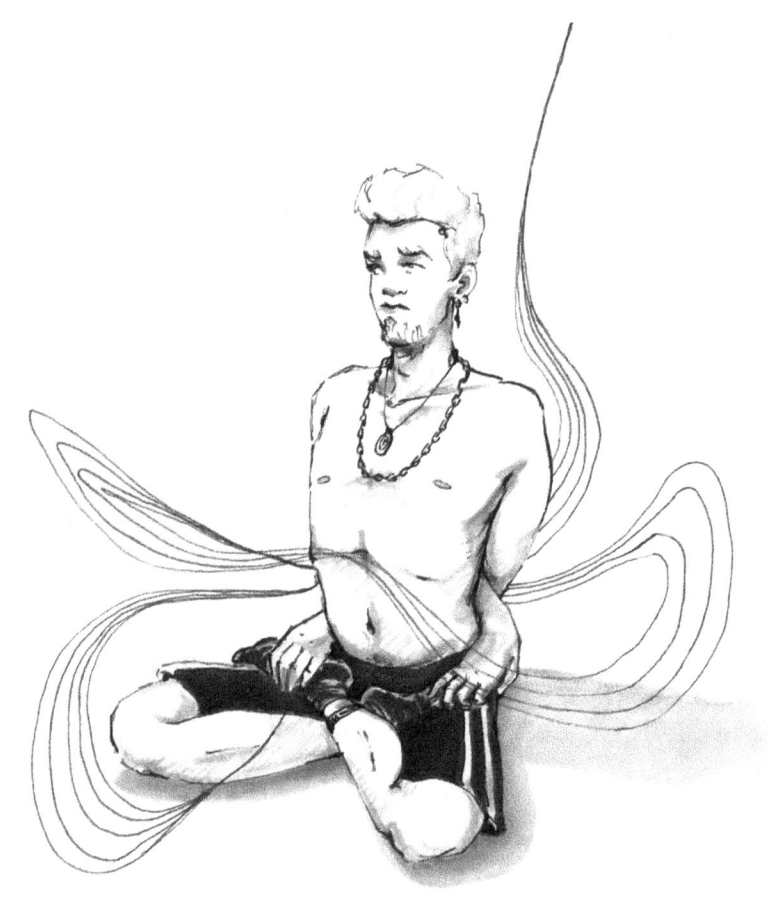

31. Baddha Padmásana
(Postura del Loto Atado)

Instrucciones

1. Siéntate en el suelo con las piernas estiradas. Flectando la rodilla derecha, coloca el pie derecho sobre el muslo izquierdo, y luego flecta la rodilla izquierda, colocando el pie izquierdo sobre el muslo derecho.
2. Estira la mano derecha por detrás de la espalda, hasta agarrar el dedo gordo del pie derecho. Luego, estira la mano izquierda para agarrar el dedo gordo del pie izquierdo.
3. Mantén esta posición durante treinta segundos, respirando normalmente. Repite cuatro veces.

- Favorece la buena postura y la flexibilidad de la columna.
- Elimina los dolores y el rigidez de los hombros.
- Ayuda desarrollar la concentración y la calma mental.

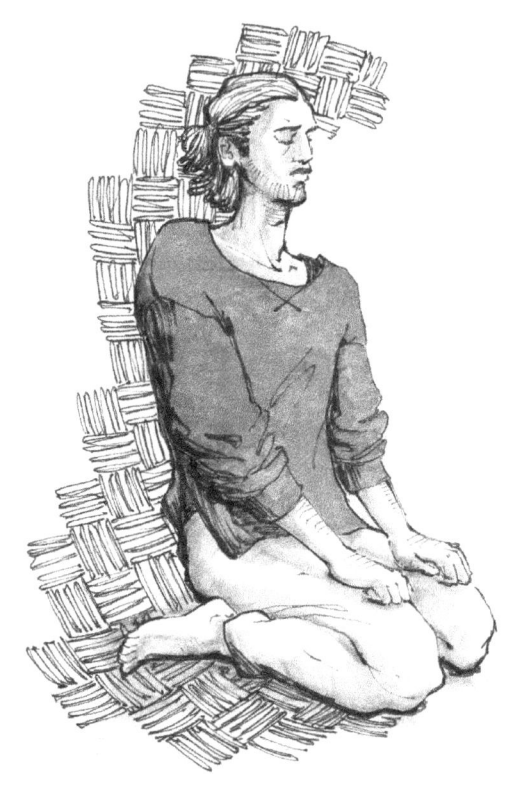

32. *Vajrásana*
(Postura del Relámpago)

Instrucciones

1. Siéntate en cuclillas sobre las rodillas. Apoyando el peso en ambas manos, dirige el pie derecho hacia afuera para que quede perpendicular al muslo, y luego dirige el pie izquierdo hacia afuera de la misma manera. Ahora, baja lentamente las nalgas hasta el suelo. Levanta las manos del suelo y colócalas sobre las rodillas.
2. Mantén esta posición durante treinta segundos, respirando normalmente. Repite cuatro veces. Al principio hay que practicar esta postura con mucho cuidado.

- Ayuda aliviar la ciática.
- Recomendable para quienes tienen problemas leves en las rodilla y los tobillos, o para la prevención de problemas de rodilla (si hay lesiones graves en las rodillas, no se debe practicar esta postura).
- Ayuda a mejorar la concentración.

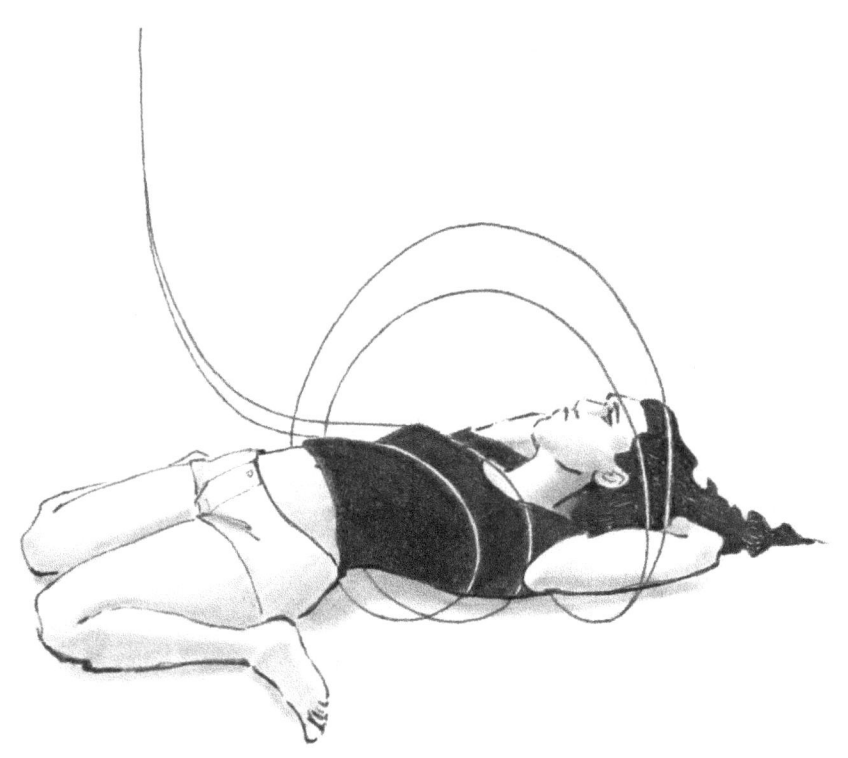

33. *Utkata Vajrásana*
(Postura Difícil del Relámpago)

Instrucciones

1. Siéntate en cuclillas sobre las rodillas. Apoyando el peso en ambas manos, dirige el pie derecho hacia afuera para que quede perpendicular al muslo, y haz lo mismo con el pie izquierdo. Una vez hecho esto, baja lentamente las nalgas hasta el suelo. Levanta las manos del suelo y colócalas sobre las rodillas.
2. Acuéstate lentamente, hasta que la espalda descanse en el piso. Coloca las manos detrás de la cabeza.
3. Mantén esta postura durante treinta segundos, respirando normalmente. Repite tres veces.

- Fortalece las rodillas, abdomen y columna vertebral.
- Recomendable para quienes tienen problemas leves en las rodilla y los tobillos, o para la prevención de problemas de rodilla (si hay lesiones graves en las rodillas, no se debe practicar esta postura).

34. *Shalabhásana*
(Postura de la Langosta)

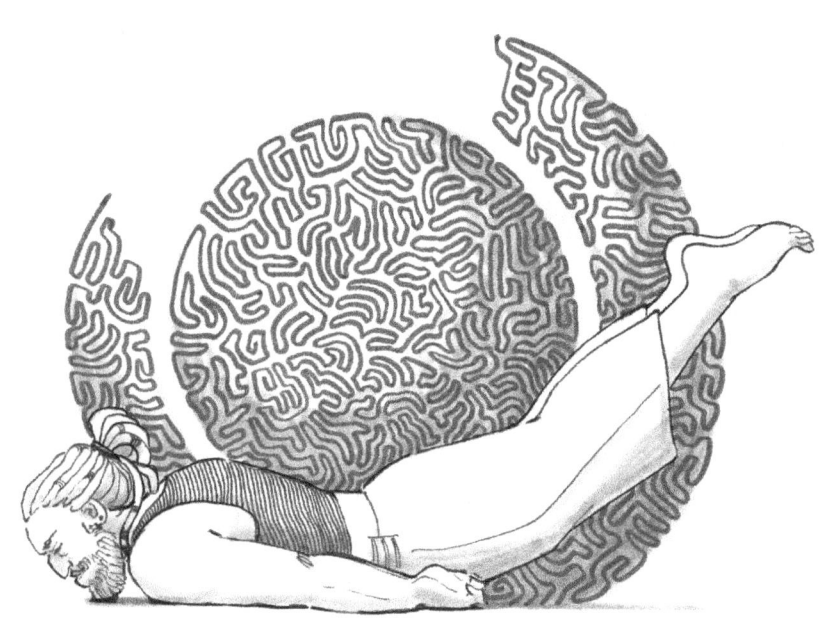

Instrucciones

1. Acuéstate boca abajo, con las manos estiradas en la dirección hacia los pies, y las palmas hacia arriba. Apretando los puños, ubícalos bajo las ingles. Luego levanta las piernas y la cintura.

2. Mantén esta posición durante treinta segundos, respirando normalmente. Repite cuatro veces.

- Fortalece el pecho y los hombros.
- Ayuda aliviar dolores leves en el área de la cintura.
- Recomendada para quienes sufren de fatiga o una debilidad física generalizada.
- Útil para tratar problemas menstruales (calambres, sangrado excesivo, etc.)

- *Esta postura no debe ser practicada por personas con presión arterial alta o cualquier tipo de trastorno cardíaco.*

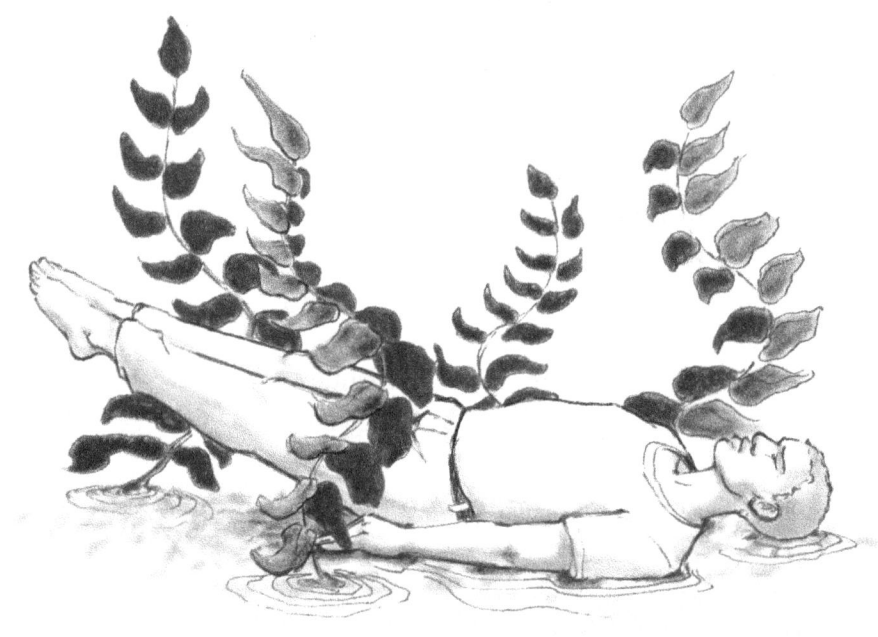

35. *Uśtrásana* (Postura del Camello)

Instrucciones

1. Acuéstate boca arriba, con los brazos a los costados del cuerpo.
2. Levanta las piernas hasta que estén a treinta grados por encima del suelo, sin doblar las rodillas.
3. Mantén esta posición durante treinta segundos, respirando normalmente. Repite cuatro veces.

- Fortalece la cintura y la región abdominal.
- Ayuda a aliviar la ciática.

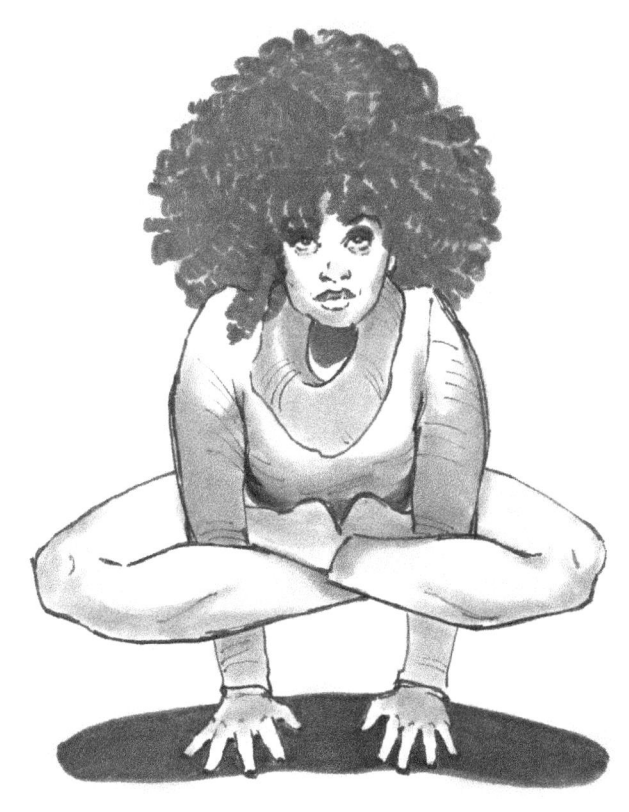

36. *Kukkutásana* (Postura del Gallo)

Instrucciones

1. Siéntate en el suelo con las piernas estiradas hacia adelante. A continuación, coloca el pie derecho sobre el muslo izquierdo, y luego el pie izquierdo sobre el muslo derecho, como en *Padmásana* (Postura del Loto).
2. Inserta tus brazos en el espacio entre las pantorrillas y los pies. Levanta el cuerpo, apoyando el peso en las manos. Mantén los ojos dirigidos hacia adelante.
3. Mantén esta posición durante treinta segundos, respirando normalmente. Repite cuatro veces.

- Fortalece los brazos y muñecas.
- Fortalece el sistema digestivo.

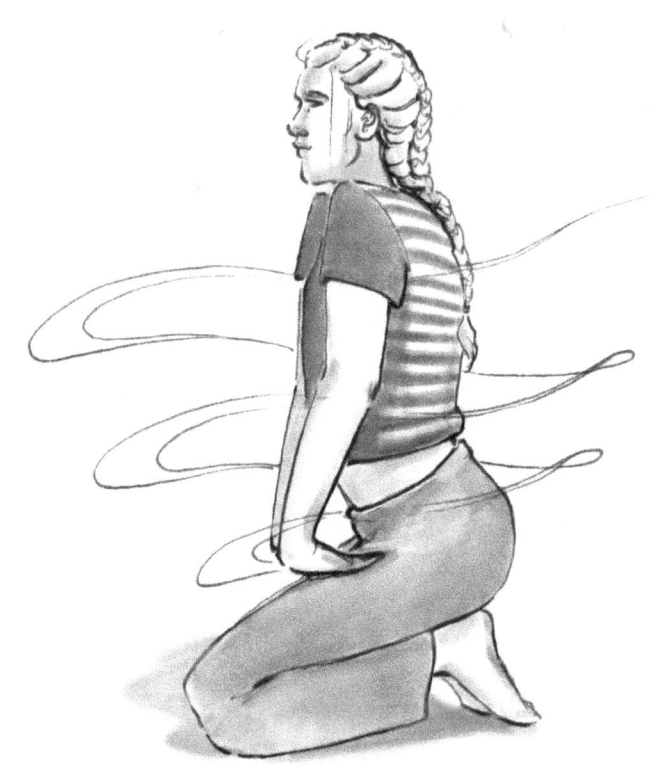

37. *Viirásana* (Postura del Héroe)

Instrucciones

1. Siéntate de rodillas. Coloca los pies con los dedos hacia atrás, apoyando los empeines. Baja las nalgas hasta que descansen sobre los pies.
2. Coloca las manos sobre los muslos, con los dedos apuntando hacia adentro. Trata de mantener la columna erguida. Lleva tu mirada hacia la punta de tu nariz. Mantén esta posición por cuanto tiempo quieras, respirando normalmente.

- Se recomienda esta postura para desarrollar la valentía y la concentración.
- Fortalece los nervios de los ojos.
- Estira los músculos de los dedos de los pies, pies y tobillos.

38. *Kúrmakásana*
(Postura de la Tortuga)

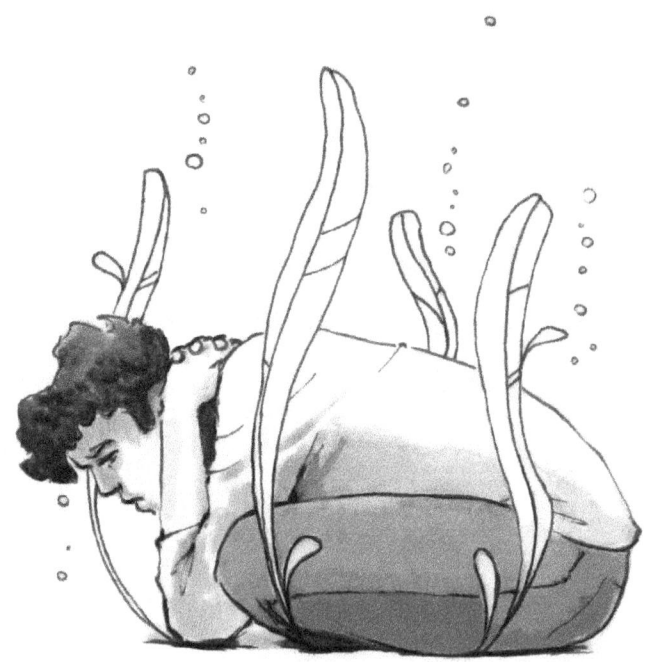

Instrucciones

1. Siéntate en el suelo con las piernas estiradas hacia adelante. Coloca el pie derecho sobre el muslo izquierdo, y luego coloca el pie izquierdo sobre el muslo derecho, como en *Padmásana* (Postura del Loto).
2. Inserta los brazos en los espacios entre las pantorrillas y los pies, de modo que los codos toquen el suelo. Flexiona el tronco hacia adelante e inclínate lo suficiente como para ubicar las manos detrás del cuello, con los dedos entrelazados.
3. Estira un poco el cuello para que la cara y los ojos se orienten hacia adelante.
4. Mantén esta posición durante treinta segundos, respirando normalmente. Repite cuatro veces.

- Ayuda a mantener la flexibilidad de todo el cuerpo.
- Elimina tensiones el cuello y la columna.
- Ayuda a desarrollar la paciencia.

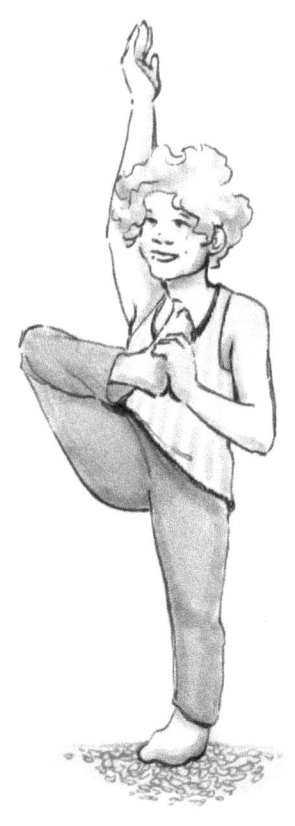

39. *Granthimuktásana*
(Postura para Abrir Nudos)

Instrucciones

1. De pie, eleva la rodilla izquierda y luego sujeta el tobillo izquierdo con la mano derecha. Estira la pierna y el pie de tal manera que el dedo gordo del pie esté dirigido hacia la nariz. Intenta tocar la fosa nasal derecha con el dedo del pie.
2. Levanta el brazo izquierdo a una posición vertical. Mantén esta posición durante ocho segundos, respirando normalmente.
3. Repite lo mismo con la otra pierna. Practica cuatro veces de cada lado, alternando de un lado al otro.

- Elimina la rigidez de los músculos y articulaciones de las caderas, muslos, rodillas y tobillos.
- Ayuda a desarrollar el equilibrio y la coordinación.

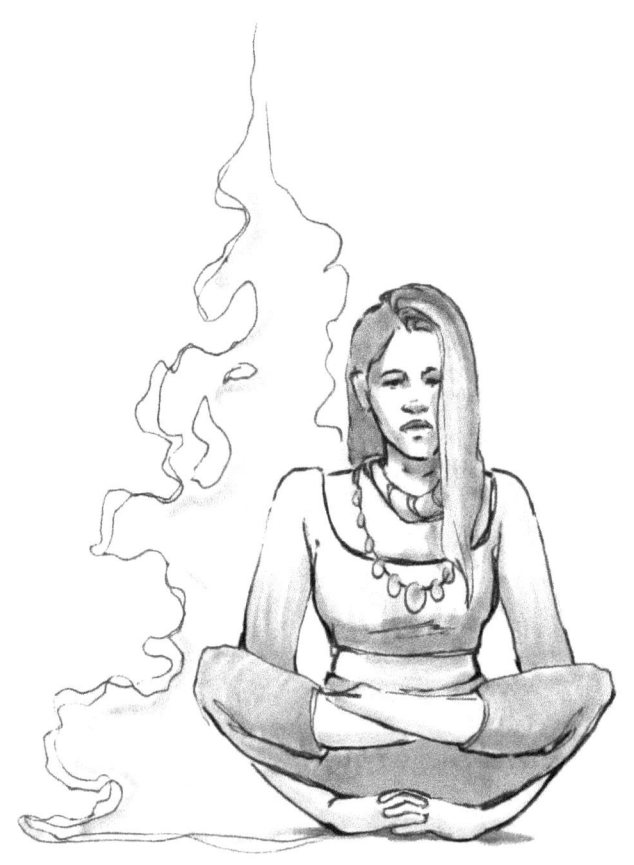

40. Maṅdukásana
(Postura de la Rana)

Instrucciones

1. Siéntate en el suelo con las piernas estiradas hacia adelante. Coloca el pie derecho sobre el muslo izquierdo y luego el pie izquierdo sobre el muslo derecho, como en *Padmásana* (Postura del Loto).
2. Levanta las piernas para que el peso descanse sobre las nalgas. Envuelve los brazos alrededor de las piernas, detrás de las rodillas, de tal manera que las manos se encuentren debajo de los muslos. Entrelaza los dedos, con palmas mirando hacia el suelo.
3. Alza el cuerpo apoyándolo en las manos, y salta hacia adelante, por arriba de las manos. Repite este movimiento tres veces.
4. Repite lo mismo, pero comenzando con las manos detrás de las nalgas y saltando hacia atrás tres veces.
5. Repite esta serie de movimientos (saltando hacia adelante y luego hacia atrás) tres veces.

- Fortalece los brazos y las muñecas.
- Ayudar desarrollar el equilibrio y la coordinación.
- Ayuda a controlar el apetito.

41. Utkata Kúrmakásana
(Postura Difícil de la Tortuga)

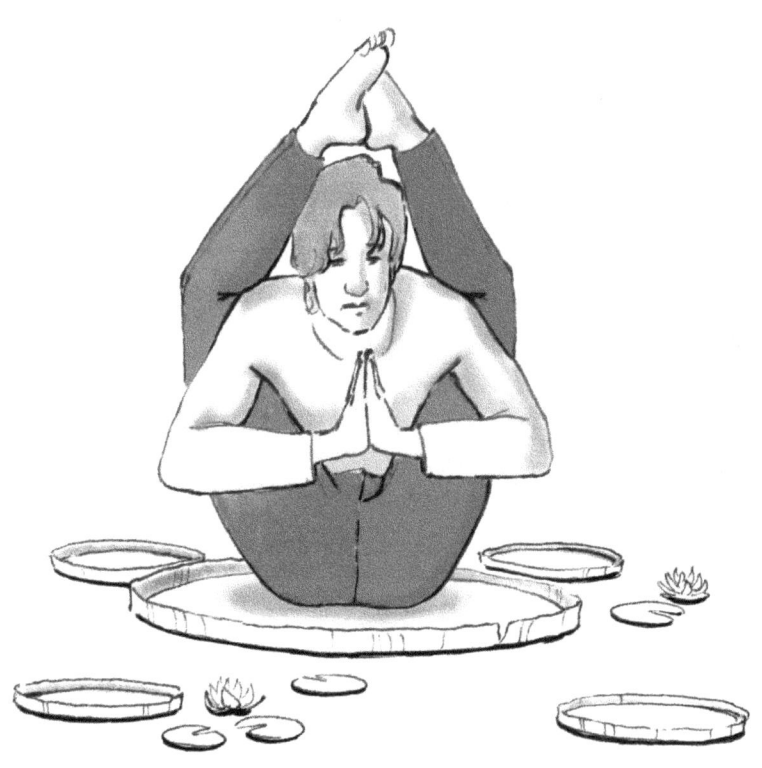

Instrucciones

1. Siéntate en el suelo con las piernas estiradas hacia adelante. Luego, coloca la pierna derecha detrás del hombro derecho, con el pie detrás del cuello. Haz lo mismo con la pierna izquierda, de modo que tu tobillo izquierdo toque tu tobillo derecho.
2. Junta las palmas de las manos frente al pecho.
3. Mantén esta posición durante treinta segundos, respirando normalmente. Repite cuatro veces.

- Estira todas las articulaciones y músculos. Se considera que esta postura contiene los beneficios de todas las demás posturas de yoga combinadas.
- Ayuda desarrollar la concentración y la coordinación.

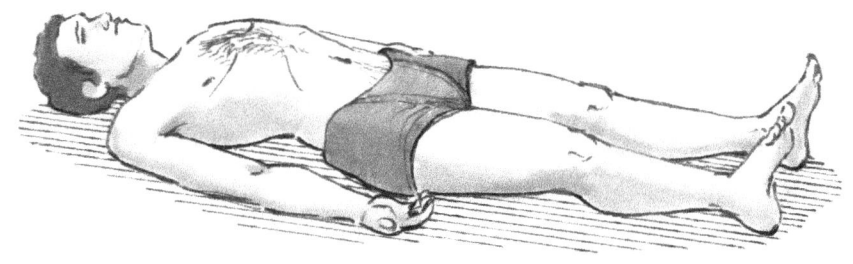

42. *Shavásana*
(Postura de Relajación)

Instrucciones

1. Acuéstate boca arriba con los ojos cerrados. Las piernas deben estar separadas y los pies en una posición relajada. Los brazos deben colocarse un poco alejados del cuerpo, con las palmas hacia arriba.
2. Acuéstate así durante dos a diez minutos, respirando lenta y profundamente.

- Esta postura debe practicarse al final de cualquier rutina de yoga, después de completar las posturas y el auto-masaje. También se puede practicar entre posturas. Permite que los músculos, nervios y glándulas pueden asimilar los beneficios de las posturas.
- Ayuda a entrar en un estado de relajación profunda.
- Ayuda a relajar los músculos de los ojos y la cara.
- Útil para quienes padecen ansiedad e hipertensión arterial.
- Especialmente recomendable para quienes tienen que realizar un trabajo intelectual durante largos períodos de tiempo. En este caso, se recomienda practicar la postura hasta diez minutos.

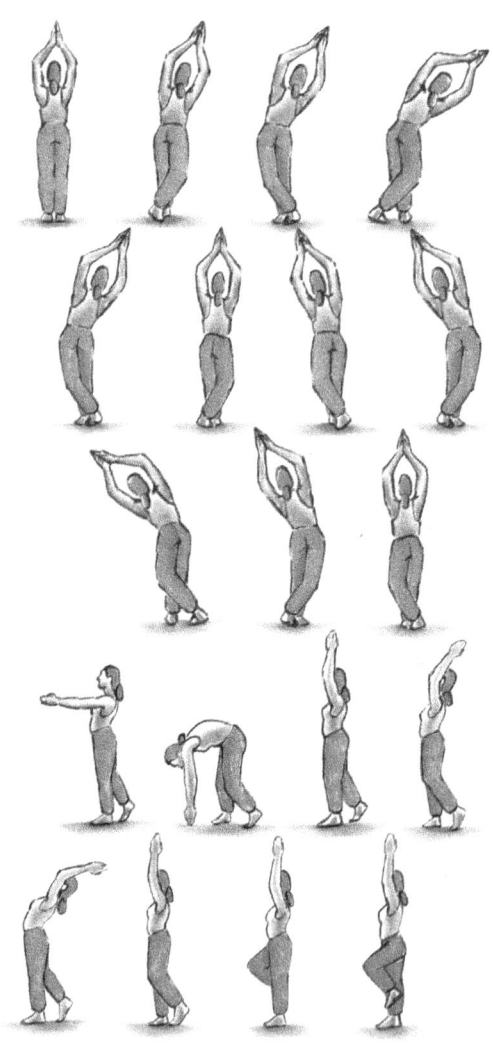

Kaoshikii

Kaoshikii es una danza yóguica diseñada para mantener la flexibilidad de todo el cuerpo. Los movimientos se realizan de tal manera que previenen y alivian la rigidez, los dolores articulares y la artritis, así como energizan el cuerpo. Aparte de una buena flexibilidad, el *Kaoshikii* tiene muchos otros beneficios: estimula el flujo de linfa por todo el cuerpo; equilibra los sistemas nervioso y endocrino; apoya a una buena digestión; y equilibra el metabolismo. Es muy útil para mujeres que sufren de dolores menstruales, menstruación irregular, etc.

Así como sus beneficios físicos, se considera que el *Kaoshikii* tiene varios beneficios psicológicos cuando se lo practica con regularidad. A través de su efecto energizante y equilibrante sobre las glándulas y los nervios, ayuda a desarrollar una buena concentración y fuerza mental, y a superar el letargo, la baja autoestima, los complejos de miedo, etc. El nombre "*Kaoshikii*" significa "una danza para abrir las capas de la mente".

Al realizar el *Kaoshikii*, hay una sincronización de los brazos y las piernas: para un movimiento de las piernas, hay otro movimiento paralelo de los brazos. Los brazos se estiran hacia arriba, con las palmas juntas. Debes tratar de mantenerlos rectos y colocados cerca de los oídos. Para comenzar, dobla la rodilla derecha y coloca el pie derecho detrás del talón izquierdo, tocando el piso con el dedo gordo del pie. Al mismo tiempo, completa el primer movimiento de los brazos como se indica en el diagrama. Continúa con todos los movimientos como están indicados. Al final, posarás cada pie sobre el suelo ligeramente, uno tras otro, con los brazos rectos hacia arriba. A continuación, puedes continuar de nuevo todo el ciclo desde el principio, sin pausa, repitiéndolo tantas veces como desees. *Kaoshikii* se puede practicar en cualquier momento, aunque es mejor incorporarlo a una rutina de yoga, antes o después de completar las posturas de yoga, o después de la sesión de relajación, según tu preferencia. También se puede practicar durante el embarazo si se desea, cuando se ajusta a la condición física de la futura madre.

Modelo de una Rutina de Yoga Eficaz:

1. Hora del Día:
El mejor momento del día para practicar asanas es por la mañana antes del desayuno, o por la noche antes de cenar (¡o las dos veces!) No se recomienda hacer asanas con el estómago lleno o durante al menos dos horas después de comer.

2. ¡Refréscate!
Antes de hacer Yoga, debes estar fresco, limpio y relajado. Si te has bañado o duchado de antemano, eso es perfecto. De lo contrario, puede hacer un "medio baño", una técnica yóguica rápida y fácil para refrescar el cuerpo y los sentidos.

1. Primero, si es necesario, orina, y luego enjuagar los genitales con agua. Esto deja el cuerpo fresco y limpio. De hecho, es un hábito común en muchas partes del mundo.
2. Si hace mucho calor, puedes mojar la región del ombligo con un poco de agua. Esta es una de las áreas más calientes del cuerpo, y enfriarla ayuda a bajar la temperatura del todo el cuerpo.
3. Vierte agua fría o tibia de las rodillas a los pies y de los codos a las manos.

4. Al inhalar, coloca un poco de agua en tu boca. Conteniendo la respiración y manteniendo el agua en la boca, salpica agua en los ojos abiertos al menos doce veces. Después de esto, escupe el agua.
5. Lávate la cara y el cuello.

3. Posturas de Yoga (Asanas)
Seleccione de tres a seis posturas de yoga para una sesión. Comienza con las posturas más simples, y luego continúa con las más difíciles. Si no sabes con qué posturas empezar, puedes probar las tres posturas básicas para mujeres, o cuatro posturas básicas para hombres.

4. Auto-Masaje
Es muy recomendable realizar un automasaje después de completar tu rutina de asanas. Es un masaje de la piel, por lo que no es necesario presionar ni aplicar ningún tipo de aceite. Para empezar, coloca las manos sobre los ojos cerrados, y relaja los músculos de los ojos y la cara. Luego pase las manos sobre la cabeza, la cara, las orejas y el cuello. Procede a los hombros, brazos y cuerpo entero hasta las piernas y pies, frotando suave pero firmemente la piel, dando especial atención a las articulaciones. Puedes aplicar un poco de presión adicional a las plantas de los pies.

5. Relajación
Una rutina de yoga siempre debe terminarse con unos minutos de relajación. Acuéstate boca arriba en la postura de relajación, respirando profundamente. Permanece así durante dos a diez minutos.

6. Kaoshikii

Puedes incorporar esta danza yóguica a tu rutina de asanas, al principio, después de completar las posturas, o después de la relajación, según tu preferencia personal.

7. Una Breve Pausa

Si es posible, lo mejor es no beber ni comer inmediatamente después de practicar asanas: trata de esperar al menos un poco de tiempo, alrededor de quince minutos. Si lo puedes encajar en tu rutina, también es beneficioso dar un corto paseo al aire libre.

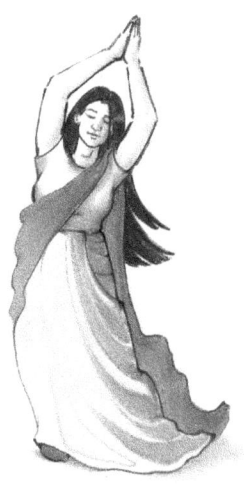

La Dieta Sáttvica

Según el Yoga y el Ayurveda, existe un estrecho vínculo entre los alimentos que comemos y nuestro estado físico y psicológico. La comida se divide en tres categorías según su influencia sobre las glándulas y la mente. Estas categorías son: *'sáttvico'* (sensible); *'rajasic'* (mutativo); y *'tamásico'* (estático). Para obtener el máximo beneficio de una rutina de yoga regular, especialmente si también deseas combinarla con una práctica de meditación, se recomienda seguir una dieta *sáttvica*, con pequeñas cantidades de alimentos *rajásicos* si quieres. Aunque esto puede parecer un gran desafío, muchos practicantes de yoga y meditación cuentan que con la práctica regular, naturalmente comienzan a preferir estos alimentos y el cambio se produce mucho más fácilmente de lo esperado.

La comida *'sáttvica'* incluye casi todos los alimentos vegetarianos, con algunas excepciones: la mayoría de las verduras, frutas, cereales y legumbres, hierbas y especias, así como los productos lácteos, son *sáttvicas*.

Los alimentos *'rajásicos'* incluyen café, té, chocolate y otras bebidas con cafeína. En climas fríos estos alimentos se consideran como *sáttvicos*.

Los alimentos *'tamásicos'* incluyen carne (carne roja, blanca y pescado), alcohol y otras drogas intoxicantes, ajo, cebolla y champiñones. Aunque el ajo y la cebolla tienen algunas cualidades medicinales, su efecto general sobre la mente cuando se consumen de manera regular se considera negativo. Uno de los beneficios más obvios de omitir estos alimentos de tu dieta es que el olor del cuerpo y el aliento mejoran casi instantáneamente. Aunque muchos de los alimentos de esta categoría son muy comunes y puede parecer difícil evitarlos, la mejor manera es probarlo y ver cómo te sientes con el cambio.

Otros Libros de Interés:

Yama Niyama: Ética Yóguica para una Mente Equilibrada
A Tapasiddha
ISBN: 978-9560945716

Un análisis en profundidad del concepto de ética dentro de la cosmovisión yóguica y como parte de la meditación espiritual, este libro discute los principios de Yama Niyama desde la perspectiva de la psicología y la filosofía en un lenguaje moderno adecuado para el estudiante occidental. Yama Niyama se considera como la base sobre la cual se puede desarrollar la empatía, la confianza, la autorreflexión y una personalidad coherente, lo que facilita la práctica de la meditación y la introspección. Uno se da cuenta de la fuente subconsciente de sus patrones emocionales y el efecto que estos tienen sobre la autoestima y las interacciones sociales. Además de comprender la ética yóguica, el lector también obtendrá información sobre muchos otros aspectos de la filosofía y la psicología del Tantra Yoga.

Reconociendo la relatividad de nuestras experiencias diarias pero basándose en ciertas verdades arquetípicas esenciales, Yama Niyama sirve a nivel individual para generar una personalidad integra y a nivel colectivo para crear los cimientos de una sociedad saludable. Yama Niyama trabaja para desafiar las propias limitaciones e ideas preconcebidas, al producir un proceso continuo de expansión mental y al profundizar la conciencia de lo que significa ser humano.

www.ingramcontent.com/pod-product-compliance
Lightning Source LLC
Chambersburg PA
CBHW080400030426
42334CB00024B/2948